AF306218

DE LA

FIÈVRE BILIEUSE

HÉMATURIQUE

OBSERVÉE AU SÉNÉGAL

PAR

LE Dʳ P. E. BARTHÉLEMY-BENOIT

CHIRURGIEN DE PREMIÈRE CLASSE DE LA MARINE IMPÉRIALE,
CHEVALIER DE LA LÉGION D'HONNEUR,
MEMBRE CORRESPONDANT DE LA SOCIÉTÉ DE MÉDECINE PRATIQUE, ET CORRESPONDANT NATIONAL
DE LA SOCIÉTÉ D'ANTHROPOLOGIE DE PARIS.

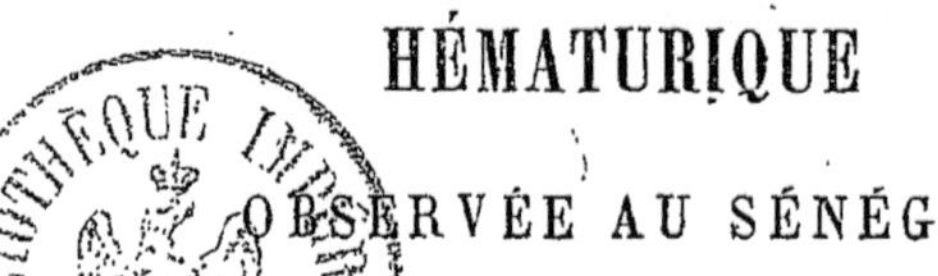

PARIS

J. B. BAILLIÈRE ET FILS

LIBRAIRES DE L'ACADÉMIE IMPÉRIALE DE MÉDECIN

RUE HAUTEFEUILLE, 19.

1865

PARIS. — IMP. SIMON RAÇON ET COMP., RUE D'ERFURTH, 1.

DE LA
FIÈVRE BILIEUSE
HÉMATURIQUE
OBSERVÉE AU SÉNÉGAL

INTRODUCTION

La maladie dont j'écris l'histoire nosologique n'est point une espèce *nouvelle* dans le règne endémique de la pathologie du Sénégal, car il en est fait mention dans les rapports officiels des médecins en chef de cette colonie et dans les écrits de ceux de mes collègues qui ont dirigé le service de santé de Gorée.

Les médecins qui ont résidé dans les postes médicaux du Sénégal et de ses dépendances, ou dans les établissements français de la Côte d'Or, de même que ceux qui ont été attachés à la division navale de la côte occidentale d'Afrique, en ont donné une description plus ou moins complète en étudiant, à un point de vue général, les affections endémiques propres à ces différentes localités.

Cependant, ce n'est qu'à dater de l'année 1855 qu'elle figure, comme individualité morbide distincte, dans les tableaux nosographiques du Sénégal, sous le titre de *fièvre rémittente bilieuse*.

Il est permis de supposer que si, antérieurement à cette époque, la fièvre hématurique n'était pas inconnue, elle était comprise dans le groupe des fièvres bilieuses pernicieuses, ou

confondue souvent avec la fièvre jaune sporadique, selon ses
caractères variables de gravité.

En parcourant les documents statistiques que j'ai empruntés
aux états de situation trimestriels des hôpitaux de Saint-Louis
et de Gorée, de 1855 à 1864, on constate la progression numérique croissante des cas de fièvre bilieuse principalement
de 1861 à 1864.

C'est en effet pendant ces dernières années qu'elle a pris
une place plus importante dans la catégorie des maladies endémiques. On comprend qu'elle ait offert, dès lors, aux médecins,
un sujet d'étude aussi intéressant par sa nouveauté relative,
que par l'indécision et la divergence des opinions émises sur sa
nature, ses caractères et les règles de son traitement. Ces opinions sont disséminées çà et là dans les rapports officiels dont
j'ai parlé, ou dans quelques thèses inaugurales ; mais, jusqu'à
présent, elles n'ont fait l'objet d'aucune monographie spéciale.

Appelé, au mois d'octobre 1861, à diriger le service de santé
de l'arrondissement de Gorée, où j'ai résidé jusqu'au mois de
mai 1864, je fus surpris de la fréquence insolite et de la gravité des cas de fièvre bilieuse que j'eus à traiter, car pendant les
deux années que je venais de passer à Saint-Louis, je n'avais eu
que de rares occasions d'étudier cette endémie dont quelques
cas étaient accidentellement observés dans le service du médecin
en chef.

Mes recherches dans les archives de l'hôpital de Gorée me
fournirent des notions assez précises sur certains caractères
pathognomoniques de la maladie ; mais, au point de vue de l'observation clinique, les faits antérieurs, rapprochés des faits pré-
sents, m'offraient une confusion que je m'efforçai vainement
de dissiper. Je compulsai vainement, dans ce but, tous les rapports médicaux sur les établissements de la Côte d'Or, de 1850
à 1858, déposés au Conseil de santé de Gorée.

Le *Traité des maladies des Européens dans les pays chauds*
(*régions tropicales*), publié par M. Dutroulau, venait de paraître
(1861). La lecture de cet ouvrage mit un terme à mon incertitude en me montrant, dans une vue d'ensemble, quelles modifications subissent les maladies endémiques suivant les localités
où elles se produisent, en me facilitant le rapprochement des
types divers de fièvre bilieuse observés dans les autres colonies,

et l'appréciation raisonnée de leurs dissemblances et de leurs analogies apparentes ou réelles.

C'est alors que je cherchai à tracer un tableau aussi fidèle que possible de cette fièvre grave.

J'expose dans ce travail les résultats de ma pratique personnelle, pendant mon séjour à Gorée, où j'ai traité quatre-vingt-dix cas confirmés de fièvre bilieuse hématurique.

Je décris ce que j'ai vu, j'apprécie ce que j'ai lu, en discutant de bonne foi et avec une conviction sincère les opinions dissidentes que j'ai rencontrées.

J'aurai atteint le but que je me suis proposé en écrivant cette monographie, si ceux de mes collègues de la marine qui sont appelés à servir au Sénégal y trouvent quelques indications utiles sur la symptomatologie et le traitement de cette endémie. Je leur éviterai au moins les laborieuses investigations auxquelles j'ai dû me livrer pour réunir tous les éléments, tous les faits susceptibles d'éclairer les points controversés de son histoire.

J'exprime ici mes remercîments à MM. Émile Roux, Morio, Cunisset, Chabbert, Adolphe Roux, Paul O' Neil, Boninfanti, officiers de santé de la marine, qui ont bien voulu me prêter, chacun dans sa spécialité, leur concours empressé pour la rédaction des tableaux cliniques, pour les recherches nécroscopiques et les expériences d'analyse chimique annexées aux observations que j'ai recueillies.

J'ai eu de fréquents emprunts à faire au livre de M. Dutroulau, l'un de mes maîtres, à qui je dois les premiers éléments de mon instruction clinique sur les maladies coloniales.

Je n'ai point à rappeler l'accueil qu'ont fait à cet ouvrage tous les médecins de la marine, ni les éloges mérités qu'il a reçus des principaux organes de la presse médicale, au double point de vue de sa valeur scientifique et de l'opportunité de sa publication. Ce que je dois dire, c'est qu'il est un guide précieux à consulter pour tous les médecins attachés au service local de nos colonies intertropicales, et surtout pour nos collègues au Sénégal, où des exigences de localités les isolent, livrés à leur seule expérience, dans les postes médicaux du fleuve, ou dans les établissements plus éloignés de la Côte d'Or et du Gabon.

NOTICE BIBLIOGRAPHIQUE, PAR ORDRE CHRONOLOGIQUE, DES DIVERS OUVRAGES (TRAITÉS SPÉCIAUX, RAPPORTS MÉDICAUX OFFICIELS, THÈSES INAUGURALES) QUE J'AI COMPULSÉS POUR COMPLÉTER MES OBSERVATIONS SUR LA FIÈVRE BILIEUSE HÉMATURIQUE.

1845 à 1855. Archives du Conseil de santé de Gorée.

1855   1861. Rapports trimestriels sur l'hôpital de Gorée, par MM. Bérenguier, Thèze et Bel, chirurgiens de 1re classe.

1857   1863. Archives du Conseil de santé de Saint-Louis.

1850   1858. Rapports médicaux sur les comptoirs de Grand-Bassam, Dabou et Assinie, par MM. Legrain, Lajoux, Cerf-Mayer, T. Gestin Salis, Mac Auliffe, Toucas, chirurgiens de 2e classe.

1859   1864. Rapports médicaux sur les postes de Sédhioü et Carabane (Casamance), par MM. Pelletier, Doué, Doré, Loupy, Chabbert, Adolphe Roux, Léonard, chirurgiens de 2e classe.

1862   1864. Rapports médicaux sur les postes de Dakar, M'Boro, M'Bidjem et Pout, par MM. Bonifanti, Barnier, l'Helgouac'h, Serez, Paul O'Neil.

       1862. Rapport médical sur l'épidémie qui a régné à Bakel, par M. Adolphe Roux, chirurgien de 2e classe.

       1862. Épidémie de Grand-Bassam, extrait du rapport de M. Gouez, chirurgien de 2e classe.

Haspel, Maladies de l'Algérie; des causes, de la symptomatologie, de la nature et du traitement des maladies endémo-épidémiques de la province d'Oran. Paris, 1850-1852. 2 vol.

Le Roy de Méricourt, chirurgien de 2e classe, Histoire médicale de la campagne de la corvette à vapeur *l'Archimède* (station de l'Océan Indien, 1850-1852), thèse inaugurale. Paris, 1853.

Lajoux, chirurgien de 2e classe, Considérations sur les maladies de la Côte d'Or, thèse inaugurale. Montpellier, 1857.

Fonssagrives, professeur à l'école de médecine navale de Brest, Traité d'hygiène navale, où de l'influence des conditions physiques et morales dans lesquelles l'homme de mer est appelé à vivre. Paris, 1856, in-8.

Daullé, chirurgien de 2e classe, Cinq années d'observations à Mayotte et Nossi-Bé, thèse inaugurale. Paris, 1857.

T. Legrain, chirurgien de 1re classe, Aperçu médical et topographique sur les comptoirs de Grand-Bassam et d'Assinie, thèse inaugurale. Montpellier, 1858.

Guyonnet-Dupeyrat, chirurgien de 3e classe, Observations sur les fièvres pernicieuses de la côte occidentale d'Afrique. Montpellier, 1858.

R. H. Gestin, chirurgien de 1re classe, De l'influence des climats chauds sur les Européens. Paris, 1859.

Dutroulau, premier médecin en chef de la marine (en retraite), Traité des maladies des Européens dans les pays chauds (régions tropicales). Paris, 1861, in-8.

Frerichs, Traité pratique des maladies du foie, traduit de l'allemand par Duménil et J. Pellagot. Paris 1862, in-8. — 2ᵉ édition, 1865.

P. Loupy, chirurgien de 2ᵉ classe, De la fièvre ictéro-hémorrhagique, thèse inaugurale. Montpellier, 1862.

Touchard, chirurgien de 1ʳᵉ classe, Rivière du Gabon et ses maladies, thèse inaugurale. Montpellier, 1864.

Alfred Borius, chirurgien de 2ᵉ classe, Quelques considérations médicales sur le poste de Dagana (Sénégal), thèse inaugurale. Montpellier, 1864.

Henri Mahé, chirurgien de 2ᵉ classe, Études sur les maladies endémiques au Sénégal et à la côte occidentale d'Afrique, thèse inaugurale. Montpellier, 1865.

État de mouvement des entrées et des décès à l'hôpital de St-Louis, de 1857 à 1863.

ANNÉES	FIÈVRE INTERMITTENTE SIMPLE		CACHEXIE PALUDÉENNE ANÉMIE		FIÈVRE BILIEUSE RÉMITTENTE, HÉMATURIQUE		FIÈVRE PERNICIEUSE TYPES DIVERS		DYSENTÉRIE		HÉPATITE		COLIQUES SÈCHES		MALADIES SPORADIQUES	
	entrés	morts	entrés	morts	entrés	morts	entrés	morts	entrés	morts	entrés	morts	entrés	morts	entrés	morts
1857	296	»	23	»	3	2	19	11	115	20	16	1	13	»	412	7
1858	638	»	98	1	9	4	83	23	141	17	105	8	54	»	875	21
1859	963	»	86	4	4	2	42	26	151	29	48	3	27	»	1251	46
1860	679	»	40	3	11	»	27	10	176	17	26	4	14	»	974	17
1861	688	»	88	1	11	5	20	6	155	12	43	3	15	»	1111	13
1862	514	»	259	»	26	5	14	7	206	9	58	2	10	»	952	9
1863	616	»	105	»	24	7	14	9	237	9	61	7	6	»	811	42

Pour l'année 1857, nous ne donnons que les chiffres du 4ᵉ trimestre. La fièvre bilieuse ne figurant pas dans les états de situation antérieurs, comme maladie endémique distincte.

Dans le 4ᵉ trimestre de l'année 1859 on a inscrit comme décès de fièvre bilieuse un décès de fièvre jaune.

État de mouvement des entrées et des décès à l'hôpital de Gorée de 1855 à 1863.

ANNÉES	MALADIES ENDÉMIQUES														MALADIES SPORADIQUES	
	FIÈVRE INTERMITTENTE SIMPLE		CACHEXIE PALUDÉENNE ANÉMIE, ETC.		FIÈVRE BILIEUSE RÉMITTENTE HÉMATURIQUE		FIÈVRE PERNICIEUSE TYPES DIVERS		DYSENTÉRIE		HÉPATITE		COLIQUES SÈCHES			
	entrés	morts	entrés	morts	entrés	morts	entrés	morts	entrés	morts	entrés	morts	entrés	morts	entrés	morts
1855	444	»	96	5	1	»	18	9	90	14	25	»	21	»	255	12
1856	462	»	64	2	1	»	19	2	59	14	21	4	10	»	597	55
1857	505	»	81	2	2	»	8	5	52	19	16	2	8	»	588	25
1858	389	»	72	2	8	»	15	6	118	25	19	7	16	»	483	63
1859	415	»	78	1	6	»	10	7	101	15	22	4	10	1	240	24
1860	294	»	170	6	4	1	16	5	65	12	19	2	11	»	455	25
1861	745	»	380	1	12	5	18	13	141	9	17	1	6	»	581	12
1862	164	»	267	5	35	10	19	4	102	25	21	»	5	»	528	11
1863	242	»	152	2	59	8	8	5	119	12	22	5	2	»	441	28

Nous n'avons pas porté dans ce tableau à l'année 1859 (4ᵉ trimestre) 119 cas de fièvre jaune qui ont donné 85 décès.

La fièvre bilieuse hématurique ne figure dans aucun état de situation antérieur à l'année 1855[1].

[1] Il importe de ne pas perdre de vue que l'augmentation, par année, du nombre des malades ne correspond pas à une aggravation de la constitution médicale, mais, en grande partie, à des mouvements d'effectif dont le personnel mobile varie dans des proportions notables

De même, la mortalité proportionnelle conduirait à une erreur si l'on ne savait que Gorée, en raison des facilités de son excellente rade, reçoit de Saint-Louis les malades destinés à rentrer en France, et qu'un grand nombre de ceux-ci meurent sur cette île, la plus salubre peut-être de celles que l'on trouve à la côte occidentale d'Afrique. L'obituaire de Saint-Louis se trouve donc déchargé d'un nombre assez considérable de décès concernant des malades qui succombent à Gorée par suite de maladies contractées dans le fleuve.

En tenant compte seulement, dans les deux tableaux, des six années 1858-1863, on voit que la proportion des décès à 100 cas a été, pour la *fièvre bilieuse hématurique*, 24,7 à Saint-Louis, 21,1 à Gorée; pour la *fièvre pernicieuse*, 40,5 à Saint-Louis, 44,1 à Gorée; pour la *dysentérie*, 8,7 à Saint-Louis, 14,5 à Gorée; pour l'*hépatite*, 8,4 à Saint-Louis, 15,8 à Gorée.

(*Note de la Rédaction.*)

CHAPITRE PREMIER

DÉFINITION, DIVISIONS, OBSERVATIONS CLINIQUES.

> « Toute fièvre ou maladie fébrile dont l'élément
> « bilieux n'est que passager et secondaire ou symp-
> « tomatique d'une lésion anatomique primitive, lo·
> « calisée dans un organe quelconque, n'est pas une
> « véritable fièvre bilieuse. »
> DUTROULAU. (*Traité des maladies des Européens
> dans les pays chauds.*)

La fièvre bilieuse hématurique du Sénégal est une pyrexie paludéenne, endémique, à type variable, quoique plus souvent rémittent et présentant comme caractères pathognomoniques constants : une ictéricie générale, des vomissements bilieux abondants et des urines sanglantes, symptomatiques d'une altération organique des reins.

On la voit figurer dans les statistiques des maladies coloniales sous les diverses dénominations de *fièvre bilieuse grave, bilieuse hématurique, ictéro-hémorrhagique, pernicieuse ictérique, accès jaune, fièvre rémittente bilieuse, fièvre jaune des créoles,* etc.

L'appellation de *fièvre rémittente bilieuse* qui lui a été conservée jusqu'à ce jour au Sénégal, implique un type uniforme, constant de pyrexie, qui s'observe, il est vrai, le plus fréquemment, mais qui peut cependant affecter une autre marche, car la fièvre bilieuse hématurique peut successivement, dans différents accès, ou dans le même paroxysme, prendre la forme *continue, pseudo-continue, rémittente, ou franchement intermittente.*

La dénomination de *fièvre paludéenne,* dit M. Dutroulau (*loco citato, p.* 268), *ne peut pas plus s'appliquer seule à la fièvre bilieuse que celle de fièvre rémittente.*

Les troubles fonctionnels de l'acte rénal dont les urines sanglantes sont la traduction pathologique la plus saisissante, les altérations anatomo-pathologiques des reins que l'on rencontre dans la grande majorité des cas, nous ont fait adopter, comme plus rationnelle, l'appellation de *fièvre bilieuse hématurique* qui lui est commune avec la *fièvre bilieuse* de la Guadeloupe et de la Martinique, décrite par MM. Lherminier et Dutroulau.

Elle n'est plus, aujourd'hui, autrement dénommée par la plupart de nos collègues qui l'ont étudiée au Sénégal.

Si les observateurs qui ont également signalé cette altération des urines dans la fièvre bilieuse des comptoirs de la Côte d'Or et du Gabon, ne lui ont pas prêté la même valeur symptomatique, c'est qu'ils n'ont pu, par des analyses, en préciser la nature et l'origine, ni la rattacher, par l'examen nécroscopique, à une altération organique des reins. La lecture attentive de leurs rapports démontre aussi que, dans beaucoup de circonstances, la maladie a pris un caractère pernicieux qui en a masqué la phénoménisation régulière et les a conduits à considérer l'hématurie comme une complication purement accidentelle et d'un intérêt secondaire, au point de vue de l'indication du traitement.

Dans toute étude nosographique spéciale, il importe de résumer les faits particuliers pour tracer la description exacte de la maladie et déduire les conclusions afférentes à la spécificité de l'affection et à son traitement.

Parmi les nombreuses observations cliniques que j'ai recueillies, j'ai dû choisir celles dont les caractères d'ensemble m'ont paru le plus propres à reproduire les formes et les nuances de la maladie, selon le type pyrétique et les divers degrés de gravité.

Il m'a semblé peu utile de multiplier les divisions de types, car la forme rémittente est la plus habituelle, et ce n'est que dans des cas numériquement exceptionnels que l'on observe le type continu ou franchement intermittent.

Les complications intercurrentes qui viennent parfois contrarier l'expression symptomatique ordinaire de la maladie, ne sauraient non plus justifier la création de nouvelles divisions nosologiques, représentant soit la prédominance accidentelle d'un symptôme, soit un ensemble de phénomènes passagers dus à la perturbation fonctionnelle d'un appareil organique ou à l'altération antécédente ou concommitante d'un seul organe.

Sans doute ces complications ajoutent à la gravité du pronostic et réclament quelques modifications dans le traitement; mais les caractères propres à l'affection bilieuse, quant à la spécificité de la maladie, n'en conservent pas moins leur valeur séméiotique et leur signification pathologique.

Les seules divisions que nous croyons devoir adopter sont celles, qui, basées sur l'interprétation des faits cliniques, rappellent les divers degrés de la maladie d'après la gravité relative ou absolue des symptômes les plus constants, et l'intervention la plus fréquente des complications, qui peuvent en entraver la marche et en aggraver la terminaison.

Nous admettons donc, à ce titre, trois formes distinctes de fièvre bilieuse hématurique : 1° *forme légère*, 2° *forme grave*, 3° *forme très-grave*.

Pour nous, la différence de formes consiste moins dans le type de la pyrexie elle-même, que dans l'expression pathognomonique et la marche des symptômes caractéristiques de l'état bilieux, car les accidents ataxo-adynamiques ou adynamiques de la forme très-grave peuvent se rattacher aussi à l'exagération de l'état bilieux qui représente l'élément morbide principal, essentiel de la maladie.

L'étude préalable des observations cliniques nous paraît devoir précéder celle de chacun des chapitres spéciaux que nous consacrerons à la symptomatologie, à l'étiologie, au diagnostic, à la marche, à la durée, à la terminaison, au pronostic, à la nature et au traitement de la *fièvre bilieuse hématurique.*

Quoique nous ne reproduisions que des cas traités à l'hôpital de Gorée, leur description n'en est pas moins commune à ceux qui ont été observés à Saint-Louis ou dans d'autres localités du Sénégal, car leur identité est complète, et, malgré quelques dissemblances apparentes de formes, le fond de la maladie est partout le même.

Obserov. I. — *Fièvre bilieuse hématurique légère.* — Moulin (Pierre), vingt-cinq ans, soldat d'infanterie de marine, entré le 22 septembre 1862, sorti le 4 octobre (douzième jour).

Deux ans et demi de séjour dans la colonie ; six entrées antérieures dans les hôpitaux pour fièvre intermittente rebelle. Il était, en dernier lieu, au poste de Sidhiou, où il a séjourné deux mois et demi. Quelques jours après son retour à Gorée, le 22 septembre, à six heures du soir, il est atteint d'un violent accès de fièvre qui dure jusqu'au lendemain matin (trois heures) ; il prend un gramme de sulfate de quinine, et entre à l'hôpital à sept heures du matin.

Au moment de son entrée, il est sans fièvre ; la langue est chargée d'un enduit saburral grisâtre, épais,-très-adhérent ; nausées fréquentes, sans vomissements ; douleur vive à l'épigastre, exagérée par la pression de la main sur cette région ; le ventre est libre ; urines normales. On administre immédiatement 1,20 d'ipéca en poudre, qui provoque le rejet de matières glaireuses, d'abord incolores, puis fortement colorées par une bile verdâtre concentrée et poisseuse.

A onze heures, accès de fièvre, caractérisé par un frisson initial prolongé, des douleurs vives aux lombes et à l'épigastre. Le pouls est à 120, développé ;

vomissements porracés, abondants ; urines rares, sanguinolentes, couleur de vin de Malaga ; pas de selles, pas d'ictère. Le stade de froid dure environ deux heures ; la période de réaction s'établit franchement, et l'on constate l'apparition progressivement plus distincte d'une teinte ictérique de la peau d'abord limitée à la face et aux conjonctives, et qui se généralise assez rapidement. (Tilleul chaud, aromatisé avec l'hydrolat de fleurs d'oranger ; calomel, 1 gramme, en cinq doses espacées d'heure en heure ; sulfate de quinine, 1 gramme, après l'accès. Large cataplasme laudanisé sur la région lombaire et méso-gastrique.)

La fièvre persiste jusqu'au lendemain matin (quatre heures) ; les vomissements n'ont cessé qu'à dix heures du soir, et n'ont permis la tolérance du calomel que pour une quantité difficile à estimer.

2ᵉ jour (sept heures du matin). — Apyrexie complète. L'ictère est plus prononcé que la veille ; l'épigastre est moins douloureux, la rachialgie lombaire presque nulle. Les urines rendues pendant la durée de l'accès sont en petite quantité, et toujours très-foncées en rouge ; elles sont plus abondantes, mais leur coloration reste la même. La langue est toujours saburrale ; pas de vomissements depuis la veille au soir. Pendant la nuit, il y a eu trois ou quatre selles bilieuses noirâtres, composées presque exclusivement de bile très-épaisse, adhérente aux parois du vase. (Calomel, 0,50, en trois doses. Quart de lavement quininé à 2 grammes. — Le malade a pris 1 gramme de sulfate de quinine, en pilules, à quatre heures du matin.)

5 heures du soir. — Détente favorable plus marquée ; même coloration ictérique ; deux selles bilieuses depuis le matin. Urines plus abondantes et moins colorées ; elles sont manifestement acides, et l'acide azotique et la chaleur y déterminent un coagulum albumineux très-abondant : leur densité est 125 ; celles de la veille accusaient 125. Elles abandonnent par le repos, au fond du vase, un dépôt abondant de mucosités grisâtres. L'examen au microscope y dénote la présence de fragments irréguliers d'épithélium, de globules graisseux confondus avec d'autres globules irrégulièrement déformés dans leur circonférence, et parmi lesquels nous recherchons, sans succès, quelques globules dont les caractères objectifs soient identiques d'aspect avec ceux des globules sanguins. (Même traitement : frictions avec une pommade quininée à 4 grammes. Lavement quininé à 2 grammes, pour le soir.)

5ᵉ jour. — La nuit a été bonne, la fièvre n'a pas reparu. La langue se nettoie ; les gencives sont un peu gonflées, chaudes, et recouvertes par places d'une mince pellicule blanchâtre peu adhérente. Salivation modérée. Les urines ont repris leur coloration normale, et ne laissent plus de sédiment, mais elles sont encore légèrement acides. Plusieurs selles bilieuses dans la nuit. (Bouillons et potages légers ; orge et chiendent nitrés, 2 grammes ; sulfate de quinine à 0,80 ; quart de lavement quininé à 2 gr. Gargarisme alumineux collutoire, avec miel rosat et alun.)

5 heures du soir. — Même état satisfaisant. Dans la soirée, le malade accuse un peu d'insomnie et de surexcitation, probablement occasionnées par l'absorption de la quinine. (Potion calmante avec 15 grammes de sirop diacode.)

4ᵉ jour. — Pas de fièvre, urines normales, plusieurs selles diarrhéiques bilieuses. Signes plus accusés de stomatite mercurielle. (Même prescription que la veille, moins le lavement quininé.)

5ᵉ jour. — Amélioration soutenue. L'ictère a presque disparu. Même état de la bouche. (Orge miellée. Potion avec chlorate de potasse, 4 grammes ; sulfate de quinine, 0,60. Le reste est *ut supra*.)

6ᵉ *jour*. — Le malade entre en pleine convalescence. Tous les accidents du côté de la bouche s'amendent très-rapidement, et l'*exeat* est signé le 4 octobre (12ᵉ jour de l'entrée à l'hôpital).

RÉFLEXIONS. — Cette observation peut être prise comme un spécimen de fièvre bilieuse hématurique légère à type intermittent. L'apparition rapide de la stomatite, malgré les faibles doses de calomel absorbées (*une partie avait été rejetée par les vomissements*), coïncide avec une détente générale marquée par la cessation de la fièvre, la diminution de l'ictère, et le retour instantané des urines à leur coloration normale. J'ai insisté sur l'administration à doses assez élevées du sulfate de quinine, en raison des caractères du premier accès, et en prévision de complications ultérieures plus graves, si l'accès se fût renouvelé ; car l'exagération d'intensité et de durée du premier stade indique très-souvent une aggravation plus grande des phénomènes dépendants de l'état bilieux, pendant la période de réaction ; il est donc prudent de prévenir ou d'atténuer l'accès attendu, surtout lorsque l'intermittence est bien franche, comme dans le cas présent.

OBSERV. II. — *Fièvre bilieuse hématurique grave, récidivée. Forme adynamique.* — Georges (Charles), trente-quatre ans. Soldat disciplinaire. Entré le 20 novembre 1862 ; sorti le 14 décembre, seize mois de séjour au Sénégal. Cet homme, d'une vigoureuse constitution, dit avoir eu, au commencement de l'année, une première atteinte de fièvre bilieuse hématurique. (La feuille clinique n'a pu être retrouvée dans les archives.) Il est malade, depuis deux jours, à l'infirmerie de Dakar. La note, annexée à son billet d'entrée par le médecin de Bakar, porte qu'il a eu deux accès de fièvre intermittente, compliqués d'embarras gastrique.

Le matin du jour de son arrivée, il a pris à Dakar un vomitif (ipéca., 1,20), et après l'effet vomitif 1 gramme de sulfate de quinine, dont la plus grande partie a été rejetée par les vomissements. La fièvre redoublant dans l'après-midi, il est évacué sur l'hôpital de Gorée, où il n'arrive que le soir vers huit heures, après une traversée de trois heures en embarcation. Ce trajet, par un beau temps, s'effectue en une heure.

A son entrée, il est dans un état d'affaissement extrême ; le pouls, à 100-110, est petit et dépressible ; la peau froide et moite. La soif est très-vive, mais chaque gorgée de liquide ingérée provoque des nausées et des vomituritions très-douloureuses qui exaspèrent la douleur que le malade accuse à la région épigastrique, et qui s'irradie vers l'hypocondre droit. Les urines sont complétement supprimées depuis l'après-midi ; celles qui ont été rendues le matin avaient une couleur rouge très-foncée ; une selle peu copieuse dans la journée. (Tilleul chaud. Potion tonique avec alcoolat de cannelle, extrait de quinquina et vin de Madère : large cataplasme chaud laudanisé sur la région gastro-hépatique; quart de lavement quininé; 2 grammes après l'accès.) La réaction se produit à dix heures, avec des vomissements bilieux abondants; l'accès se termine vers une heure du matin.

2ᵉ *jour* (7 heures du matin). — Apyrexie. Teinte ictérique safranée générale; douleur persistante à l'épigastre; langue saburrale, épaisse, comme limoneuse; urines rares, sédimenteuses, rouge-brun foncé; neutres; densité, 121. (Cette analyse est faite avec des urines rendues récemment; la quantité évacuée pendant la nuit est évaluée à environ 50 grammes; elles ont très-promptement exhalé une odeur ammoniacale); la miction est douloureuse; une selle bilieuse dans la nuit. (Tilleul; calomel, 1 gramme en cinq doses; frictions avec alcoolé de quinquina quininé; le reste *ut supra*.) La fièvre reparaît le soir; et, comme la veille, avec des vomissements bilieux abondants; les urines sont plus abondantes, mais très-colorées; l'ictère prend une teinte plus foncée. Rémission vers 4 heures du matin; on administre un gramme de sulfate de quinine, qui est toléré.

3ᵉ *jour* (7 heures du matin). — La rémission continue; l'ictère présente une teinte jaune safran, foncée; la langue est encore très-chargée; trois selles bilieuses dans la nuit.

Analyse des urines : — 150 grammes environ pendant la nuit; couleur vin de Porto; transparentes et limpides dans les couches supérieures; sédiment grisâtre abondant au fond du vase; elles tachent le linge en rouge vineux, et sont légèrement acides; l'acide azotique y forme un coagulum albumineux immédiat; même résultat par la chaleur; densité 120; pas de traces de bile; miction plus facile. La douleur de l'épigastre a peu diminué; le foie est un peu volumineux, sans douleur localisée en aucun point. (Calomel, 0,60, en trois doses; quart de lavement quininé, à 2 grammes. Frictions quininées *ut supra*. Large vésicatoire à la région gastro-hépatique.)

La journée se passe sans incident; le malade est très-affaissé, et accuse une grande faiblesse; il y a de l'hébétude dans l'expression des traits, et de la somnolence, avec rêvasseries pénibles. Bien que les vomissements ne reparaissent qu'à des intervalles éloignés, chaque effort le fatigue beaucoup. Léger paroxysme fébrile dans la soirée; la nuit est assez calme. Sommeil tranquille pendant quelques heures.

4ᵉ *jour*. — L'ictère a un peu pâli; même état de faiblesse générale; pas de modification dans l'aspect des urines; la langue paraît moins chargée, et l'on constate quelques indices de stomatite gengivale; une selle bilieuse dans la nuit. (Même traitement que la veille, moins le calomel. Orge miellée pour tisane : gargarisme alumineux. Pansement et entretien du vésicatoire. 0,025 hydrochlorate de morphine sur le derme dénudé au niveau du creux épigastrique.)

5ᵉ *jour*. — La stomatite s'étend à toute la muqueuse buccale qui est recouverte, par places peu étendues, d'une pellicule blanche, mince, peu adhérente, analogue au muguet des enfants. Ptyalisme modéré; le malade accuse un mieux-être général sensible; l'ictère diminue; les urines sont plus abondantes et de couleur normale. (Potages. Demi-ration de vin. Limonade vineuse. Légères frictions avec pommade de quinine (4 grammes pour 15 d'axonge). Traitement ordinaire de la stomatite.

A dater du sixième jour, l'amélioration fait des progrès constants. L'adynamie est combattue par les toniques amers et les ferrugineux; les forces

reviennent graduellement, et la convalescence est confirmée au quinzième
jour. Le malade reçoit son *exeat* le vingt-quatrième jour de son entrée à
l'hôpital.

RÉFLEXIONS. — La forme adynamique est un des caractères
assez fréquents de la fièvre bilieuse hématurique récidivée.
Comme on le voit par cette observation, elle gêne la phénoménisation de l'état bilieux et retarde la convalescence en prolongeant la durée de la maladie. A un degré plus avancé, les
vomissements deviennent passifs et incoercibles ; tous les organes sont dans un état d'inertie fonctionnelle qui paralyse
l'action des médicaments et amène parfois une prostration
mortelle.

OBSERV. III. — *Fièvre bilieuse hématurique grave (forme rémittente).*
— Barraut (Jean), vingt-cinq ans. Soldat disciplinaire. Entré le 30 septembre 1865, sorti le 8 novembre (quarantième jour). Un an de séjour au
Sénégal ; deux entrées à l'hôpital pour fièvre intermittente simple. Ce malade
dit avoir eu, le 28 et le 29, un accès de fièvre intermittente, caractérisé par
un frisson initial très-court, suivi de chaleur, et terminé par une abondante
transpiration. Il a pris 1 gramme de sulfate de quinine après chaque accès.
Dans la nuit du 29 au 30, nouvel accès sans frisson au début. Le médecin de
Dakar dirige le malade sur l'hôpital de Gorée.

A son entrée (9 heures du matin), on constate : Peau chaude et sèche ;
pouls à 110, régulier, peu résistant ; coloration subictérique légère des sclé-
rotiques ; céphalalgie frontale, intense ; soif vive ; langue large, humide
saburrale, enduit limoneux, grisâtre, coloré par la bile rejetée. (Ce malade
dit avoir eu avant son entrée, et dès le début de ce nouvel accès, des vomissements bilieux très-abondants.) Le creux épigastrique est douloureux ainsi
que l'hypocondre droit, dont l'exploration fait reconnaître un développement
notable du foie qui s'étend transversalement jusque dans l'hypocondre gauche et déborde, à droite, le rebord costal de deux travers de doigts. Nausées
fréquentes et vomituritions bruyantes. Le malade se plaint de rachialgie lombaire, s'irradiant des deux côtés vers l'hypogastre. La miction est difficile ; il
n'urine que goutte à goutte, selon son expression, et les urines sont rouges,
comme s'il rendait du sang pur ; il a eu une selle copieuse dans la nuit. Le
changement notable de coloration des urines a coïncidé avec le retour de la
fièvre. (Tilleul aromatisé ; ipéca, 1,20 ; sulfate de quinine, 1 gramme : large
cataplasme émollient, laudanisé sur l'hypogastre et la région lombaire.)

3 *heures du soir.* — Le malade est dans l'état suivant : L'ipéca a provo-
qué des vomissements bilieux, abondants, qui persistent encore, mais à des
intervalles assez éloignés. Vers deux heures, il y a eu de la moiteur avec ralentissement du pouls ; la quinine a été administrée. La céphalalgie a diminué, ainsi que les douleurs lombaires. L'ictère est plus foncé que le matin et
plus étendu. La quantité d'urines évacuée depuis le matin est évaluée à environ 100 grammes ; elles sont rouges foncé, légèrement spumeuses, acides,
très-denses, et forment par l'addition de l'acide azotique un coagulum albumineux instantané : elles donnent au linge une couleur rouge, comme celle

de la lavure de chair. (Calomel, 1 gramme, en cinq doses; potion antispasmodique, avec éther et laudanum.)

8 *heures du soir*. — Même état; la fréquence des vomissements n'a pas
permis la tolérance du calomel; le paroxysme fébrile est très-marqué; le
pouls est à 120, un peu vibrant et irrégulier. On continue la potion, et l'on
administre un lavement purgatif, avec follicules de séné et sulfate sodique.

2e *jour* (7 heures du matin). — La fièvre persiste; la peau est colorée en
jaune safran foncé; les vomissements, suspendus pendant une partie de la
nuit, ne se reproduisent qu'à de longs intervalles; la langue est sèche et recouverte d'un enduit brunâtre; les urines, quoique plus abondantes que la
veille, ont une teinte rouge plus foncée, qui rappelle celle du vin de Malaga; les caractères physiques et chimiques ne sont pas modifiés; il y a eu
quatre selles bilieuses copieuses dans la nuit; la rachialgie lombaire est plus
supportable, mais la palpation des régions épigastrique et hépatique détermine une vive douleur, plus marquée vers l'hypocondre gauche. (Calomel,
1 gramme, en cinq doses; large vésicatoire sur la région gastro hépatique. Sulfate de quinine, 1 gramme; frictions avec une pommade quininée, 4 grammes). S'il y a tendance à la rémission, mêmes soins généraux et locaux.

3 *heures du soir*. — On profite d'un moment favorable de rémission
pour faire prendre la quinine et pratiquer les frictions; le calomel a été toléré. Vers huit heures du soir, il y a eu une légère réaction fébrile, mais l'état
général est meilleur que dans la soirée de la veille. La vésication est complète; on saupoudre le derme dénudé avec 0,012 d'hydrochlorate de morphine au niveau de l'épigastre et du point douloureux de la région hépatique.

3e *jour* (Visite du matin). — Le pouls est encore fréquent 100-105;
mais la peau est moite, fraîche; il y a eu dans la nuit une diaphorèse abondante
et prolongée, qui a amené une sédation notable des douleurs lombaires. L'ictère est toujours aussi foncé. La langue est humide, et l'enduit saburral qui
la recouvre paraît moins adhérent. Quelques vomissements bilieux ont reparu dans la nuit. On constate sur les gencives, et en plusieurs points de la
muqueuse buccale, des indices de stomatite mercurielle. Les urines sont devenues abondantes, claires et très-légèrement colorées; réaction peu sensible
au papier de tournesol; densité 108; pas de coagulum par l'acide azotique
ni par la chaleur. On voit encore cependant quelques flocons nuageux en suspension et un sédiment grisâtre au fond du vase. Le ventre est libre, souple
et indolent. (Bouillon froid nitré; orge miellée; collutoire avec miel rosat;
suc de citron et alun; sulfate de quinine, 1 gramme; frictions quininées *ut
supra*. Même traitement et mêmes soins pour le reste.)

La journée ne présente aucun phénomène particulier; on voit cependant
que l'organisme est dans un état de lutte critique, et le soir il y a toujours
un paroxysme plus prononcé, mais dont la durée et l'intensité indiquent une
amélioration de bon augure. Vers dix heures, on donne un quart de lavement
avec 2 grammes de quinine, et l'on renouvelle les frictions quininées. Lavement purgatif.

4e *jour* (7 heures du matin). — La stomatite est plus étendue et mieux
caractérisée que la veille; l'ictère a sensiblement diminué; le pouls conserve
encore de la fréquence, sans dureté; les urines sont normales; deux selles
bilieuses après le lavement purgatif. (Même prescription et mêmes soins. Gar-

garisme avec chlorate de potasse, 4 grammes. Potion avec la même dose de médicaments.)

5ᵉ *jour*. — Le mieux se maintient ; pouls à 90 ; l'ictère s'efface ; la stomatite est modérée. (Bouillon et potages légers. Faire sécher le vésicatoire, supprimer les cataplasmes, continuer les frictions avec la pommade de quinine, et donner une dose de quinine, 0,60. Gargarisme alumineux et collutoire acidulé et astringent *ad usum*)

6ᵉ *jour*. — Rien de particulier à noter.

7ᵉ *jour*. — Convalescence. Le malade n'accuse plus qu'une grande faiblesse ; il est mis à l'usage des préparations de fer et de quinquina ; les forces ne reviennent qu'avec lenteur, et ce n'est que le 40ᵉ jour après son entrée à l'hôpital, que le malade est dans des conditions assez rassurantes de rétablissement pour solliciter son *exeat*, qui lui est accordé.

RÉFLEXIONS. — Persistance de la fièvre, irrégularité des rémissions, intensité de l'ictère, rachialgie lombaire, urines rares, couleur de vin de Malaga, vomissements bilieux fréquents, douleur à l'épigastre s'irradiant à l'hypocondre droit ; tels sont les principaux symptômes que l'on trouve réunis au début de la maladie et dont l'ensemble constitue la forme grave de la fièvre bilieuse hématurique. Cependant, dès le deuxième jour, le changement presque instantané de la coloration caractéristique des urines coïncidant avec l'apparition de la stomatite provoquée par le calomel, indique une sédation générale qui se confirme par l'amendement progressif des autres symptômes précités. Dès le septième jour, la convalescence commence et la guérison complète n'est plus retardée que par cet état de faiblesse générale consécutive aux formes graves de la fièvre bilieuse hématurique et qui trouve une prédisposition naturelle dans l'état cachectique de la plupart des sujets dont la constitution est déjà plus ou moins profondément débilitée par des récidives de fièvre intermittente paludéenne. C'est surtout dans ces dernières conditions qu'un changement de climat est indispensable pour consolider la guérison et prévenir une nouvelle atteinte plus grave de la maladie, tant l'organisme a souffert de cette lutte où les forces sont attaquées dans leur principe. La dépression profonde qu'elle entraîne se trouve entretenue et aggravée par les influences climatériques débilitantes du Sénégal. Aussi, doit-on, pour ces motifs, à moins d'indications absolues bien rares, proscrire les émissions sanguines générales et locales du traitement de la fièvre bilieuse hématurique et ne recourir aux ventouses scarifiées, plutôt comme moyen de révulsion que pour obtenir une déplétion sanguine locale.

OBSERV. IV. — *Fièvre bilieuse hématurique très-grave, récidives antérieures, rechutes, guérison.* — Saint-Martin, brigadier d'artillerie de la marine, vingt-six ans. Entré le 20 février 1864, sorti le 29 mars. Rapatrié, comme convalescent le 4 mai par le transport *le Jura.* Trois ans de séjour colonial dont deux dans les postes de Joal et de Mbidjem.

Ce malade arrive récemment de Mbidjem où il a résidé dix-huit mois sans interruption. Pendant cette période de temps, il a eu de fréquents accès de fièvre paludéenne et il a contracté deux fois, à deux mois d'intervalle, une fièvre bilieuse hématurique grave dont l'observation détaillée nous a été adressée par M. Serez, chargé du service médical des postes de Mbidjem et de Pout. La constitution de Saint-Martin, naturellement délicate, porte le cachet caractéristique d'une cachexie paludéenne confirmée. Peu de jours après son arrivée à Gorée, il a eu le 18 janvier, à 3 heures du soir, un accès de fièvre qui a débuté par un violent frisson avec nausées et vomissements bilieux. Comme dans les atteintes antérieures de la maladie, ses urines sont devenues sanguinolentes, très-foncées en rouge-brun. Dans la nuit du 19 au 20, nouvel accès présentant les mêmes caractères ; il entre le 20 à l'hôpital à 7 heures du matin.

Voici le résumé de la feuille clinique rédigée à son entrée par le médecin de garde : Apyrexie ; teinte ictérique générale très-foncée ; langue recouverte d'un enduit épais, jaunâtre, bilieux, très-adhérent ; rouge à son limbe et à la pointe ; vomissements bilieux, répétés à de courts intervalles ; soif assez vive, mais chaque gorgée de tisane est immédiatement rejetée et provoque une sensation très-douloureuse à l'épigastre en excitant des contractions spasmodiques de l'estomac. Le foie est volumineux, peu sensible à l'exploration de la main : la miction est facile, le ventre est libre. Les urines rendues peu d'instants après l'entrée du malade sont rouge brun foncé, transparentes au moment de l'émission, mais elles se troublent très-vite et laissent déposer un précipité sédimenteux abondant, de mucosités grisâtres. — Elles sont; acides ; densité, 105 : quelques gouttes d'acide azotique y forment un coagulum albumineux instantané ; même résultat par l'action de la chaleur. Il a pris un gramme de sulfate de quinine avant d'être envoyé à l'hôpital. (Bouillon de volaille froid, nitré, 2 grammes. Pilules purgatives avec calomel, résine de Jalap et savon médicinal (0,50 de chance). Large cataplasme laudanisé sur l'épigastre.)

5 heures du soir. — Pas de fièvre ; quelques nausées sans vomissements ; quatre selles bilieuses, copieuses.

2ᵉ jour (7 heures du matin).—La nuit a été calme, la fièvre n'a pas reparu, les urines sont abondantes et de couleur presque normale. (2 potages, demi-ration de vin. Sulfate de quinine, 1 gramme.)

5 heures du soir. — Même état. La quinine est continuée le 22 et le 23 à doses décroissantes ; l'ictère s'efface, la langue se nettoie, et l'état général s'améliore chaque jour.

Le 23 février, à midi. — Accès de fièvre avec frisson initial ; courbature lombaire douloureuse ; pouls vibrant à 120. La période de réaction s'établit avec peine ; la teinte ictérique a pris, dès le début de l'accès, une teinte foncée très-accusée ; les urines vues en masse sont littéralement noires ; cette coloration ne paraît plus aussi foncée lorsqu'on examine les urines à travers les parois du verre interposé entre l'œil et un rayon de lumière solaire ; elles sont alors rouge-sang ; elles sont spumeuses dans les couches supérieures et moussent facilement par le battage à l'aide d'une baguette de verre ; elles tachent fortement le linge en rouge-brun et cette coloration persiste sur les parois du vase en raison de leur état visqueux. Voici les résultats de l'analyse des urines évacuées depuis une demi-heure. Coagulum albumineux, abondant par l'acide azotique et la chaleur ; densité, 108 ; très-légèrement acides. Pas de traces de globules sanguins réguliers ; on aperçoit quelques globules déformés blanchâtres qui dissolvent dans l'éther. (Ipéca, 1,20 et émétique 0,05 ; sulfate de quinine 0,80 associé à 0,50 de calomel, à la fin de l'accès à prendre en trois doses.) La transpiration s'établit dans la soirée ; le pouls est moins fréquent ; les urines ont repris leur coloration et leur transparence ordinaire. A 8 heures, on donne le calomel et la quinine. Peu de sommeil pendant la nuit, agitation continuelle, cardialgie avec sensation d'étouffement et d'anxiété précordiale. Le malade dit avoir déjà ressenti ces symptômes qu'il rattache à une impressionnabilité nerveuse naturelle et surtout à l'état de chloro-anémie que nous avons signalé.

24 février (7 heures matin). — Le pouls est encore fébrile, dyspnée, battements de cœur tumultueux et irréguliers. L'ictère est très-foncé, couleur jaune safran ; nausées et vomissements bilieux par intervalles ; les urines sont plus colorées que la veille, mais elles sont transparentes, sans sédiment et les réactifs ordinaires ne révèlent aucune trace d'albumine ni de bile. Pas de selles depuis 24 heures. (Eau sucrée aromatisée avec l'hydrolat de fleurs d'oranger ; sulfate de quinine, 1 gramme associé, à 0,60 de calomel en trois doses ; lavement laxatif et lavement quininé, deux heures après l'effet produit par le premier. Il y a une légère détente dans la journée, mais, vers le soir, on constate un paroxysme très-marqué, les vomissements bilieux sont très-répétés, presque incoercibles. Le dyspnée et l'anxiété précordiale sont augmentées. (Potion antispasmodique avec éther et laudanum ; application d'un large vésicatoire sur la région épigastrique, recouvrant les deux tiers antérieurs de la région hépatique, panser avec 0,025 d'hydrochlorate de morphine dès que la vésication sera complète ; quart de lavement quininé à 2 grammes ; sulfate de quinine, 1 gramme en poudre, divisé en deux prises administrées avec le pain azyme en y ajoutant cinq gouttes de laudanum pour mieux en assurer la tolérance.) La quinine administrée le matin a été rejetée par les vomissements ; le lavement quininé a été gardé deux heures. Les urines sont encore plus colorées en rouge que celles du matin.

25. — Même état ; la respiration paraît plus libre et la cardialgie plus supportable, mais la fièvre ne cède pas. On a profité d'une courte rémission, pendant la nuit, pour administrer la quinine qui a été conservée en partie. (Calomel 0,60 en trois doses *illico.* Lavement quininé à 2 grammes. Sulfate de quinine, 1 gramme dès que la rémission se produira.)

3 *heures du soir.* — La rémission est assez marquée et le malade prend facilement la quinine prescrite.

A 6 heures, je vois de nouveau le malade et je constate une sédation générale de bon augure. Les gencives sont gonflées, chaudes et douloureuses, il y a un peu de salivation et la muqueuse buccale est rouge par plaques irrégulières. Les urines ne présentent rien de particulier.

Vers dix heures du soir, la fièvre revient ; céphalalgie frontale, douleurs lombaires, peau chaude et sèche, pouls vibrant à 140 ; langue sèche, bru-

nâtre, vomituritions passagères ; agitation nerveuse, subdelirium avec rêvasseries et parfois assoupissement prolongé. (Sinapismes aux extrémités inférieures ; potion antispasmodique ; infusion de menthe légère pour tisane ;
renouveler le lavement quininé à la fin du paroxysme.)

Les journées du 26 et du 27 se passent dans les mêmes alternatives de rémissions indécises et d'exacerbations vespériennes ; la seule amélioration durable constatée depuis l'apparition de la stomatite est le retour des urines à
leurs caractères physiologiques. Le malade est très-accablé ; la somnolence
est presque continue ; cependant il répond avec justesse aux questions qu'on
lui adresse et il ne se plaint que d'une faiblesse générale extrême avec céphalalgie gravative et dureté de l'ouïe : ce dernier phénomène est produit par
le sulfate de quinine. (On applique deux vésicatoires aux mollets, et dès que
l'épiderme peut être enlevé, on les saupoudre avec un gramme de sulfate de
quinine chacun. On continue l'usage des lavements quininés en diminuant
progressivement la dose de quinine.)

28. — Il y a du mieux ; le malade demande des aliments qui lui sont donnés
avec modération. (Potages légers, vin de Bordeaux. Il est mis à l'usage de la
décoction de gentiane deux tasses par jour ; même pansement des vésicatoires ; lavement quininé *ad usum.*)

A partir du 29, tous les symptômes s'amendent graduellement et la convalescence quoique bien lente ne tarde pas à se confirmer.

Le 28 avril. — Saint-Martin est dans des conditions de rétablissement
très-favorables.

Le conseil de santé appelé à statuer sur son état lui accorde un congé de
convalescence pour France dont il n'a pu profiter que le 4 mai. Ayant pris
passage sur le même navire, j'ai pu surveiller ce malade et constater qu'à son
arrivée en France la guérison était tout à fait assurée.

RÉFLEXIONS. — Cette observation emprunte un intérêt particulier aux récidives antérieures qu'avait subies le malade et à
l'état cachectique où il se trouvait lors de la nouvelle rechute
qui a nécessité son admission à l'hôpital de Gorée. Retardée par
la persistance des vomissements, l'absorption du calomel a été
lente à se manifester par ses effets ordinaires et il a fallu insister longtemps sur les doses élevées de sulfate de quinine
dans la crainte de voir la maladie se compliquer d'accidents
pernicieux ataxo-adynamiques.

OBSERV. V. — *Fièvre bilieuse hématurique très-grave. vomissements
incoercibles. Mort* (26 heures après l'entrée). — Carasson Pierre, vingt-cinq
ans, soldat d'infanterie de marine, entré le 30 novembre 1862, mort le lendemain. Trois jours de séjour au Sénégal, résidence dans différents postes,
plusieurs entrées dans les hôpitaux pour fièvre intermittente et cachexie paludéenne. Depuis son retour à Gorée, il n'a jamais joui d'une bonne santé ; il
dit avoir quelques accès irréguliers de fièvre dont le dernier a débuté, la veille
de son entrée, par un frisson prolongé. Lorsque la période de réaction s'est
établie, il a eu d'abord des nausées, puis des vomissements bilieux abondants ;
il éprouvait en même temps des douleurs intenses, continues, dans la région

des lombes, et les urines devenues rares étaient couleur de sang pur ; il ajoute qu'il croit avoir rendu du sang dans les garde-robes.

Il entre à l'hôpital, à six heures du soir, dans l'état suivant : Teinte ictérique générale, jaune foncé ; pouls à 110, très-dépressible ; peau modérément chaude et moite ; langue chargée d'un enduit limoneux, verdâtre, épais et adhérent ; vomissements bilieux porracés très-fréquents ; douleur à la région épigastrique, s'irradiant à la région du foie. Rachialgie lombaire très-douloureuse. Urines rares, couleur de vin de Malaga ; ténesme vésical ; plusieurs selles bilieuses dans la journée. (Tilleul aromatisé ; ipéca 1,20 ; large cataplasme laudanisé sur les lombes, la région du foie et de l'épigastre. Sulfate de quinine 1,50 ; si le médicament est vomi : quart de lavement avec sulfate de quinine 2 grammes, et laudanum 5 gouttes.)

1er décembre (2e *jour*). — La nuit a été très-mauvaise, les vomissements sont incessants et le malade a rejeté une énorme quantité de bile ; il y a eu trois selles bilieuses concentrées, vert foncé, consistance poisseuse, urines rares, rouge-brun, sédimenteuses et donnant un coagulum albumineux instantané par l'acide azotique. Le pouls est petit à 140 ; la peau froide couverte d'une sueur collante ; l'ictère est plus prononcé que la veille ; langue sèche brunâtre ; état général grave, hébétude du facies, intelligence obtuse sans délire. (Large vésicatoire camphré recouvrant la région gastro-hépatique ; deux vésicatoires camphrés aux mollets ; frictions avec alcoolat de quinquina quininé sur les membres ; quart de lavement avec sulfate de quinine, 2 grammes, et 5 gouttes de laudanum, à renouveler toutes les 4 heures ; potion tonique avec extrait de mou de quinquina 4 grammes, alcoolat de canelle, vin de Madère.) Malgré des efforts persévérants pour assurer la tolérance des médicaments et hâter l'action révulsive des vésicatoires, les vomissements persistent et la prostration augmente rapidement.

A 3 heures du soir, le malade est dans un état désespéré. Les emplâtres cantharidés n'ayant pas déterminé de vésication, on applique des vésicatoires aux cuisses et à l'épigastre avec l'ammoniaque. Le derme dénudé est saupoudré de sulfate de quinine. Cette opération excite à peine quelques signes de sensibilité et le malade succombe à 7 heures du soir, 26 heures après son entrée.

Autopsie (12 heures après la mort).

Habitude extérieure. — Constitution assez robuste ; barbe et cheveux noirs ; tissu adipeux conservé. Teinte ictérique des téguments moins foncée qu'avant la mort. Larges ecchymoses hypostatiques du tronc et des membres. Vésication récente à la partie interne des cuisses et à la région gastro-hépatique. Le crâne n'a pas été ouvert.

Cavité thoracique. — Tous les tissus mous ainsi que les cartilages costaux sont fortement colorés en jaune. Les poumons présentent un engouement prononcé à leur partie postérieure et inférieure, sans autre trace d'altération organique du parenchyme. Le péricarde contient environ 180 grammes de sérosité rougeâtre limpide. Le cœur est volumineux, l'endocarde est coloré en jaune et cette coloration est plus accusée sur la tunique interne de l'aorte et de l'artère pulmonaire ; l'orifice aortique offre un anneau jaune plus foncé, très-nettement délimité. On trouve dans l'aorte et dans l'artère pulmonaire des caillots organisés, volumineux, qui se prolongent très-loin dans ces vaisseaux et leurs premières ramifications. Ces caillots sont jaunâtres, résistants

et comme élastiques. Les oreillettes sont vides ; les ventricules contiennent
quelques caillots sanguins mous, presque diffluents.

Cavité abdominale. — L'estomac contient 300 grammes environ d'un liquide coloré en vert clair par la bile ; on aperçoit en différents points de la
muqueuse, principalement au niveau de la petite courbure, des plaques
rouge-brun, alternant avec quelques arborisations violacées peu étendues :
pas de trace de ramollissement. L'intestin n'offre aucune altération appréciable. Le foie, de forme globuleuse, pèse 2250 grammes et ne présente aucune modification anormale dans sa couleur ni dans sa consistance. La vésicule biliaire renferme 40 grammes de bile épaisse, visqueuse, brune,
semblable à du goudron. La muqueuse qui en tapisse les parois est colorée en
brun foncé, sans aucune trace visible d'inflammation ni de ramollissement.
La rate, de consistance normale, est volumineuse et pèse 850 grammes. Les
reins ne paraissent pas sensiblement plus volumineux, mais leur surface externe est marbrée de plaques violacées qui pénètrent plus ou moins profondément dans l'épaisseur de la couche corticale. La substance tubuleuse est de
couleur rouge-brun, manifestement ramollie et se confond par cette coloration
avec la substance corticale. Le bassinet du rein droit est vide, celui du rein
gauche contient quelques gouttes d'une urine boueuse, blanchâtre, analogue
à du pus mal lié. En pressant entre les doigts des fragments de la substance
rénale on en fait sourdre une bouillie sanguinolente. La vessie rétractée derrière le pubis ne contient qu'une très-petite quantité d'urine ressemblant à
de la lavure de chair. L'examen le plus attentif ne permet de constater aucun caractère propre à l'inflammation, pas de traces de piqueté hémorrhagique ni de coloration ictérique de la muqueuse. Les mêmes recherches étendues aux urétères ne font constater rien d'anormal.

RÉFLEXIONS. — La rapidité de la mort peut s'expliquer par
la présence de caillots organisés qui remplissaient presque le
calibre des principaux vaisseaux ; mais à cette cause matérielle,
est venue s'ajouter l'action dépressive de l'état bilieux dans la
fièvre bilieuse hématurique, car quoique caractéristiques d'une
hyperémie congestive très-prononcée, les altérations anatomo-
pathologiques du foie, de la rate et des reins ne nous paraissent
pas avoir eu une part d'intervention assez directe pour rendre
compte d'une terminaison fâcheuse si prompte. La persistance
des vomissements, l'aggravation des phénomènes adynamiques
se rattachent à une sidération profonde du centre nerveux de
la vie organique ; comme si le mélange de la bile au sang et
aux autres liquides de l'économie eût déterminé une véritable
intoxication-cholérique en pénétrant la trame de tous les
tissus.

OBSERV. VI. — *Fièvre bilieuse hématurique grave, convalescence, mort
presque subite.* — Ansermain, vingt-cinq ans, caporal d'infanterie de marine, entré le 5 novembre 1863, mort le 12 du même mois. Cet homme
compte six ans et demi de séjour au Sénégal, huit entrées dans les hôpitaux

pour diverses maladies endémiques légères. Doué d'une robuste constitution, il jouit habituellement d'une bonne santé. Il est malade depuis trois jours ; il a eu deux accès de fièvre et a pris un verre d'eau de sedlitz et un gramme de quinine après le second accès.

Il entre à l'hôpital le 5 novembre dans l'état suivant (9 heures du matin). 2e stade d'un accès qui a débuté le matin à 7 heures par un violent frisson accompagné de vomissements bilieux abondants et de rachialgie lombaire intense. Dès le début de ce troisième accès, les urines ont présenté une coloration noire qu'il compare à une décoction de café ; il accuse une douleur gravative, continue dans la région du foie et de l'épigastre ; la langue est sèche, recouverte d'un enduit bilieux verdâtre ; pas de selles depuis 24 heures. (Infusion légère de thé. ipéca 1,20 associé à 0,05 d'émétique ; large cataplasme laudanisé recouvrant les lombes, le foie et le creux épigastrique ; lavement émollient suivi d'un lavement avec sulfate de quinine 2 grammes ; sulfate de quinine 1,50 en pilules.)

A 3 heures du soir, la fièvre persiste, bien que l'ipéca eût déterminé une évacuation copieuse de bile d'un vert porracé. (Calomel 1 gramme en cinq doses, à 10 heures du soir on profite d'une rémission assez marquée pour administrer la quinine : le calomel a été en partie toléré.) Vers minuit, paroxysme fébrile avec redoublement de douleurs lombaires. Les urines rendues depuis le moment de l'entrée sont rares et presque noires.

2e *jour*. — Teinte ictérique générale très-foncée ; exagération des douleurs accusées par le malade dans les régions précitées ; fièvre persistante : vomissements porracés très-fréquents ; même caractère des urines, pas de selles depuis deux jours. (Tilleul aromatisé avec hydrolat de fleurs d'oranger, 1 gramme de calomel en cinq doses; large vésicatoire sur la région gastrohépatique ; onctions sur les lombes avec l'onguent mercuriel belladoné, large cataplasme en ceinture sur la même région, recouvrant la région hypogastrique. Sulfate de quinine par la bouche et un lavement *ut supra*.)

Vers midi, les vomissements sont suspendus; deux doses de calomel ont été gardées. A trois heures, rémission assez franche ; on administre la quinine. Cependant les douleurs rachialgiques sont toujours très-vives ; on panse le vésicatoire avec 0,025 d'hydrochlorate de morphine. A huit heures du soir, il y a une détente générale assez marquée, les urines sont plus copieuses et moins foncées ; quatre selles bilieuses. Peu de sommeil pendant la nuit : les vomissements bilieux ont reparu à des intervalles éloignés.

3e *jour* (7 heures matin). — Commencement de stomatite mercurielle avec salivation, haleine fétide ; la langue est plus humide, très-saburrale ; pouls régulier à 104; peau moite, médiocrement chaude ; sédation des douleurs lombaires, les urines ont complétement changé de couleur et présentent une teinte safranée; elles contiennent quelques flocons nuageux en suspension sans sédiment et ne donnent qu'un coagulum indécis par l'addition de quelques gouttes d'acide azotique. (Bouillon de poulet nitré, sulfate de quinine, 2 grammes; gargarisme chloraté (4 grammes de chlorate potassique). Collutoire astringent acidulé; pansement ordinaire du vésicatoire.) La journée se passe sans incident.

4e *jour*. — Le malade se plaint d'une insomnie persistante et d'une sensation d'étouffement et de constriction à la région précordiale; le pouls est encore fréquent et parfois irrégulier; la teinte ictérique a un peu pâli; les urines, quoique de couleur normale, sont encore peu abondantes; pas de selles dans la nuit. Salivation assez copieuse. (Même prescription que la veille; plus une potion avec 4 grammes de chlorate de potasse; lavement laxatif.)

5ᵉ jour. — Même état, pas de selles. Traitement *ut supra* moins le lavement quininé; lavement purgatif huileux; frictions sur les lombes avec une pommade belladonée. (Axonge 50, extrait de belladone, 8.)

6ᵉ jour. — Le malade dit avoir eu dans la nuit un mouvement fébrile de peu de durée; il est sans fièvre (7 heures matin); engorgement ganglionnaire déterminé par la stomatite; ptyalisme abondant; urines naturelles, ventre libre : rachialgie lombaire persistante; ictère moins foncé. (Orangeade légère, bouillon et potages légers; sulfate de quinine, 0,60; gargarisme et potion avec chlorate de potasse; collutoire *ad usum;* six ventouses légèrement scarifiées à la région des lombes; large cataplasme laudanisé sur la même région.)

7ᵉ jour. — Pas de fièvre; amélioration sensible dans l'état général. Même traitement et mêmes soins.

8ᵉ jour. — Le mieux se maintient, la stomatite diminue; l'ictère a disparu, la langue se nettoie, plus de douleurs localisées. (Trois potages; limonade vineuse le reste *ut supra*, moins la quinine qui est remplacée par la décoction de quinquina.)

5 heures du soir. — On constate un peu de fréquence et d'irrégularité du pouls sans fièvre; le malade accuse la même anxiété précordiale qu'il avait ressentie quelques jours avant : les battements de cœur sont réguliers, profonds, et rien n'indique une complication sérieuse autre qu'un trouble nerveux passager de la circulation.

A 8 heures du soir, je revois le malade et son état général ne présente pas d'aggravation, cependant je prescris l'application d'un vésicatoire sur la région précordiale, si la cardialgie augmente, des sinapismes volants et une potion calmante. Une heure après ma visite, le médecin de garde est appelé en toute hâte auprès du malade et le trouve mort; l'infirmier de veille, qui ne l'a pas quitté, affirme qu'il n'a eu qu'une légère convulsion, sans agonie, et qu'il ne s'est produit aucun autre symptôme plus grave que ceux déjà observés. La mort a été foudroyante.

Autopsie (12 heures après la mort).

Habitude extérieure : sujet de haute stature, système musculaire bien développé, pas d'amaigrissement; pas de coloration anormale des téguments; un peu de bouffissure de la face et d'œdème aux malléoles. Le crâne n'est pas ouvert.

Cavité thoracique. — Poumons sains, quelques adhérences pleurétiques anciennes, du côté droit. Épanchement de sérosité citrine limpide dans le péricarde (200 grammes environ). Le cœur est volumineux, pâle et ne contient que quelques caillots sanguins, diffluents. Un caillot fibrineux très-résistant se prolonge depuis l'orifice aortique jusque dans la première division du vaisseau et présente ainsi trois prolongements qui correspondent à l'artère sous-clavière gauche, à la carotide primitive droite et à la sous-clavière droite; près de sa terminaison, il était progressivement effilé comme un tube de verre lentement étiré à la lampe à émailleur. Dans l'aorte, comme dans ses divisions, il remplit à peu près les deux tiers du calibre de ces vaisseaux; mesuré depuis son origine à l'orifice aortique jusqu'à son prolongement terminal dans la sous-clavière gauche, il a 55 centimètres de longueur; il présente une résistance élastique très-prononcée dans toute son étendue, mais surtout dans la portion aortique.

Cavité abdominale. — Pas de sérosité dans le péritoine; l'estomac et l'intestin n'offrent rien de particulier. La rate très-volumineuse pèse 780 grammes, elle est très-ramollie et s'écrase facilement en bouillie diffluente, couleur lie de vin. Le foie pèse 2,200 grammes; il est de couleur rouge brun, foncé, marbré de larges plaques noirâtres ou violacées ; très-résistant à la dilacération; le parenchyme ne paraît avoir éprouvé d'autre altération appréciable qu'une hyperémie congestive générale. La vésicule biliaire rétractée derrière le bord tranchant du foie ne contient qu'une petite quantité de bile verdâtre, liquide, sans sédiment. La muqueuse qui le tapisse, ainsi que les principaux conduits d'excrétion, ne présente aucune trace apparente d'inflammation récente ou ancienne. Le rein gauche est un peu plus volumineux que le rein droit; ils pèsent ensemble 650 grammes. Le rein gauche est pâle et presque exsangue, le droit présente une coloration violacée générale, la substance corticale est ramollie et se réduit en bouillie comme le tissu de la rate, sous la pression des doigts; en l'incisant, on trouve dans la substance tubuleuse, de larges plaques ecchymotiques noirâtres plus prononcées vers la partie centrale de l'organe; dans les points correspondants, le tissu rénal a subi un ramollissement évident. Le bassinet et les uretères sont vides. La vessie ne contient que quelques cuillerées d'urine limpide; il n'y a rien d'anormal dans la coloration et la consistance de la muqueuse.

RÉFLEXIONS. — Les symptômes pathognomoniques de la fièvre bilieuse s'étaient progressivement amendés et le malade entrait franchement en convalescence, lorsqu'il a succombé brusquement, sans qu'on ait pu prévoir ni conjurer cette terminaison fatale, dont l'explication ne trouve d'interprétation satisfaisante que dans le caillot volumineux dont nous avons signalé l'existence : car les altérations pathologiques du foie, de la rate et des reins, quoique bien accusées, ne présentaient pas un degré assez avancé pour ne pas être mises hors de cause, sans nier, toutefois, l'influence plus ou moins éloignée qu'elles ont pu avoir sur la gravité des troubles fonctionnels de la circulation, occasionnés par l'organisation de ce caillot déjà ancien.

En reproduisant ces faits d'anatomie pathologique, nous désirons appeler de nouvelles recherches, de la part de nos collègues, sur ce point important de l'histoire de la fièvre bilieuse hématurique, et, quant à présent, nous pensons que, dans les divers cas que nous avons observés et surtout dans le dernier, il n'y a qu'une coïncidence accidentelle. Nous préférons attendre de nouveaux faits plutôt que de hasarder de trop vagues hypothèses sur les connexions qui rattachent la formation de ces caillots organisés aux lésions anatomiques caractéristiques de la fièvre bilieuse hématurique.

Dans la crainte de donner à notre travail une étendue exagérée, nous nous abstenons de reproduire vingt autres observations cliniques qui lui servent de base et qui ont été recueillies avec le même soin que celles que l'on vient de lire. Nous passerons donc à l'étude des altérations anatomo-pathologiques.

CHAPITRE II

ANATOMIE PATHOLOGIQUE

§ 1. **Aspect extérieur.** — La coloration jaune plus ou moins foncée du tégument externe frappe tout d'abord l'attention. Cette coloration, due à la pénétration de la bile dans la trame de tous les tissus, varie entre la teinte claire du safran et celle de l'ocre ; elle est parfois plus prononcée après la mort ; et si elle n'augmente pas d'intensité, elle conserve généralement les caractères apparents qu'elle présentait au moment de la mort, surtout si l'affection n'a pas été de longue durée, et si le malade a succombé dans la période où l'ictéricie a atteint son summum d'intensité.

Il semble alors que, malgré la mort, la suffusion biliaire s'opère encore dans les viscères et les tissus , tant que persistent les phénomènes de la vie végétative, dont les conditions ambiantes prolongent la durée dans les pays intertropicaux, où les cadavres conservent plus longtemps leur chaleur et leur souplesse.

Si d'après la marche plus lente de la maladie l'ictère était en voie de décroissance, au moment de la mort, la peau ne présente plus qu'une teinte subictérique moins accusée ; mais comme dans le cas précédent, on constatera que cette coloration est plus apparente dans le tissu adipeux, le tissu cellulaire et les tissus blancs, et c'est là un des traits communs de ressemblance révélés par l'examen cadavérique entre la fièvre bilieuse hématurique et la fièvre jaune.

L'existence des vergettures et des plaques ecchymotiques sous-cutanées, dues à une hypostase sanguine des régions du plan postérieur latéral ou antérieur, selon le décubitus habituel du malade, ou la position donnée au cadavre, n'est pas aussi constante, et je n'ai observé ce phénomène cadavérique que dans les circonstances où l'agonie avait été longue, et plus particulièrement lorsqu'il y avait eu de graves complications du côté de l'organe central de la circulation, et par suite des phénomènes asphyxiques intercurrents, peu d'instants avant la mort.

Dans les cas ordinaires, ces taches sont plus rares, moins colorées ; la suffusion sanguine interstitielle de la couche superficielle du derme, où elle se produit plus habituellement, est plus diffuse et parfois à peine sensible.

Je n'ai rencontré que dans un seul cas des pétéchies disséminées sur les membres inférieurs, les parois abdominales et la face interne des avant-bras. Le derme dénudé par les vésicatoires était chez le même sujet le siége d'une infiltration sanguine manifeste, et les phlyctènes étaient distendues par une sérosité sanguinolente semblable à de la lavure de chair.

Je n'ai jamais vu dans le tissu cellulaire ni dans les muscles les tumeurs sanguines, les foyers hémorrhagiques signalés par plusieurs auteurs dans la fièvre jaune.

La chaleur et l'humidité activent singulièrement la décomposition cadavérique ; ces deux éléments dominent la constitution climatérique locale de Gorée ; aussi étions-nous obligés de procéder aux autopsies dans un délai moyen de douze heures après le décès, pour constater les lésions pathologiques, avant qu'une putréfaction hâtive n'en eût dénaturé les caractères essentiels et rendu les investigations nécroscopiques plus pénibles, sinon inutiles.

Je crois cependant qu'en tout état de choses la décomposition est plus rapide chez les sujets morts de fièvre bilieuse hématuriques, ainsi qu'on l'observe dans les pays chauds dans d'autres maladies où le sang a subi une altération manifeste.

L'absence de rigidité cadavérique se rapporte probablement aux mêmes influences météorologiques.

§ II. **Cavité crânienne.** — Les accidents cérébraux ne se produisent que dans la dernière période de la maladie, et leur peu de fréquence ne permet pas d'en faire un caractère nosologique essentiel ni de les considérer comme un élément morbide constant.

Leur apparition tardive, irrégulière, leur phénoménisation

variable ne leur prêtent qu'une importance bien secondaire si on la compare à celle des perturbations fonctionnelles et des altérations organiques qui sont sous la dépendance plus immédiate de l'état bilieux.

Aussi, avons-nous cru pouvoir négliger de faire dés recherches spéciales sur les altérations du cerveau et des méninges.

Dans les rares circonstances où j'ai ouvert les boîtes crâniennes, j'ai presque toujours vu, en outre, des désordres pathologiques liés au coma ou à l'ataxie, la pulpe cérébrale et les enveloppes présenter une teinte jaune plus ou moins accusée et analogue à la teinte ictérique de la peau et des autres tissus. La sérosité des ventricules participe moins souvent à cette coloration.

Lorsqu'un malade atteint de fièvre bilieuse hématurique succombe d'une affection pernicieuse intermittente, les lésions anatomiques de l'encéphale et des méninges sont plus ou moins caractéristiques, selon la gravité et la durée de cette complication exceptionnelle ; mais elles n'ont aucune. corrélation avec ces altérations constantes de la rate, du foie et des reins.

L'intégrité des facultés intellectuelles se conserve généralement jusqu'à la dernière période de l'agonie, et les phénomènes de prostration et d'adynamie que l'on observe souvent sont moins sous la dépendance du système nerveux cérébro-spinal que de celui de la vie organique, dont les troubles fonctionnels ont une grande part d'intervention dans la symptomatologie de la maladie.

§ III. **Cavité thoracique.** — Les poumons sont ordinairement sains et l'engouement hypostatique qu'ils présentent parfois à leur partie postérieure dépend, croyons-nous, des mêmes conditions qui déterminent la suffusion sanguine, *post mortem*, du tégument externe.

Le cœur ne présente pas non plus de lésion anatomique constante, et nous considérons comme des faits exceptionnels les altérations consignées dans plusieurs de nos observations.

Mais un caractère nécroscopique important à noter, c'est la coloration jaune de la séreuse du péricarde, de la membrane et de la tunique interne des deux artères principales ; cette coloration ictérique est parfois plus prononcée que dans les autres tissus. J'ai quelquefois trouvé la sérosité du péricarde colorée en jaune, et il était alors facile d'y constater la présence de la matière colorante de la bile, à l'aide des réactifs ordinaires.

§. IV. **Cavité abdominale**. — L'épiploon participe à la coloration ictérique des autres tissus.

Le péritoine est sain.

L'estomac est souvent distendu par des gaz et par des matières liquides mélangées à des matières glaireuses, filantes et colorées en vert ou en jaune, selon la proportion de bile qui a reflué dans ce viscère.

La muqueuse qui tapisse le fond du grand cul-de-sac est parfois colorée par le contact plus ou moins prolongé de la bile ; cette coloration résiste au lavage, et il n'est pas rare de voir dans la portion ainsi colorée, une vascularisation très-marquée et un ramollissement notable.

On rencontre aussi quelques plaques arborisées ou piquetées au voisinage du pylore, du cardia et dans la portion intermédiaire à ces deux orifices ; mais cette vascularisation, assez nettement circonscrite et généralement peu étendue, n'intéresse que la muqueuse ; jamais je n'y ai observé d'exsudation sanguine, de piqueté hémorrhagique, ni d'épanchements sanguins au-dessous de la muqueuse.

Jamais non plus les matières liquides contenues dans l'estomac ne m'ont offert de coloration noire analogue à celle de la matière noire de la fièvre jaune.

Dans la généralité des cas, la muqueuse conserve sa consistance et son épaisseur normale.

Quant aux autres altérations pathologiques dont cette membrane peut être le siége, elles se présentent sous un aspect variable et le plus souvent avec des caractères communs à une foule d'autres affections.

Leur nature, leur siége, leur fréquence, sont bien souvent en désaccord avec la gravité des troubles fonctionnels de l'estomac, tels que les vomissements et la gastralgie que l'on ne peut rattacher parfois à aucune lésion apparente.

Une circonstance importante à noter, c'est que tous les malades soumis à notre observation comptaient déjà plusieurs années de séjour dans la colonie, et que la plupart étaient adonnés aux boissons alcooliques ou fermentées ; il n'est donc pas étonnant que nous ayons souvent trouvé des lésions dues à une inflammation chronique, à une irritation gastrique ancienne, telle qu'on l'observe chez les buveurs de profession.

En résumé, ces altérations pathologiques n'ont pas une valeur absolue, comme altérations propres à la fièvre bilieuse hématurique, et le plus souvent, malgré la gravité des symptômes gastriques, on ne retrouve rien qui puisse en légitimer la persistance et l'intensité.

La muqueuse du duodénum participe ordinairement aux mêmes altérations que celle de la muqueuse de l'estomac. La coloration par la bile y est plus prononcée et s'aperçoit à travers la transparence de la séreuse.

On ne rencontre aucune lésion caractéristique dans tout le reste du tube intestinal.

Je n'ai constaté que deux fois l'altération des follicules agminés et isolés sur deux sujets convalescents de fièvre bilieuse hématurique, qui ont succombé aux atteintes du typhus nosocomial qui se déclara dans l'hôpital de Gorée, pendant la dernière quinzaine du mois de décembre 1862. Les ganglions mésentériques et mésocoliques étaient en même temps hypertrophiés, ramollis et quelques-uns complétement suppurés ; mais ces altérations ne sont offertes à mon observation que dans ces deux circonstances exceptionnelles.

Pour mieux faire ressortir les évaluations en poids du foie, de la rate et des reins, je les ai réunies dans un même tableau synoptique. Quant aux données fournies par la mensuration des mêmes organes, elles ne m'ont pas paru aussi concluantes; je me bornerai à en indiquer l'estimation approximative d'après les changements de rapports de leur position absolue et relative.

POIDS DU FOIE, DE LA RATE ET DES REINS,
D'APRÈS L'EXAMEN NÉCROSCOPIQUE DE DIX SUJETS ATTEINTS DE FIÈVRE
BILIEUSE HÉMATURIQUE

FOIE	RATE	REINS
POIDS MOYEN PHYSIOLOGIQUE (Sappey)		
1937	225	542
POIDS PATHOLOGIQUE		
1620	380	380
2000	1000	normal.
2100	900	1000
2250	780	630
2250	950	normal.
2270	380	800
2300	600	normal.
2350	550	550
2450	870	770
2795	1680	normal.

§ V. **Foie.** — Le volume et le poids du foie sont presque toujours au-dessus des moyennes indiquées dans les traités d'anatomie physiologique.

La mensuration, en différents sens, indique une augmentation de volume générale ; aussi la forme de l'organe ne paraît-
elle pas sensiblement modifiée ; cependant, je l'ai trouvé, dans
quelques cas, globuleux, arrondi et formant ainsi une vous-
sure saillante au niveau et au-dessus du rebord des fausses
côtes. D'autres fois, et c'est l'observation la plus fréquente, il
s'étale, pour ainsi dire, dans tous les sens, dans l'hypocondre
droit et la région méso-gastrique, déborde le rebord costal de
plusieurs centimètres, refoule en haut le diaphragme et le pou-
mon droit jusqu'au niveau du troisième espace intercostal.

Dans un cas, le lobe gauche recouvrait la face antérieure de
l'estomac, l'extrémité supérieure de la rate, et était en contact
avec la paroi latérale de l'hypochondre gauche.

La coloration extérieure rouge brun que présente le foie

dans l'état normal est constamment plus foncée dans la fièvre bilieuse hématurique, et surtout moins uniforme.

Elle varie, selon le degré de l'hypérémie générale ou locale de ce viscère, du rouge brun foncé à la teinte violacée et ardoisée, et est toujours marbrée de plaques plus foncées, irrégulièrement diffuses. La coloration intérieure est ordinairement plus foncée.

Le sang qui s'écoule des incisions pratiquées dans l'épaisseur du parenchyme est noir, fluide, mélangé à une proportion appréciable de bile, qui lui donne parfois un aspect huileux et une couleur violacée particulière.

Dans les points correspondants aux plaques plus foncées que l'on voit répandues sur la face convexe du foie, on constate une suffusion sanguine plus ou moins profonde; mais c'est plutôt une imbibition interstitielle avec ramollissement du parenchyme qu'un véritable foyer hémorrhagique analogue aux noyaux apoplectiques de la pulpe cérébrale.

Cette altération ne peut s'expliquer que par une hypostase sanguine circonscrite à un groupe limité de lobules hépatiques.

L'état de réplétion exagérée du système de la veine porte et des veines sus-hépatiques semble devoir confirmer cette opinion.

La consistance générale du foie paraît plutôt augmentée, mais sa cohésion semble décroître en raison directe de l'étendue en surface et en profondeur des plaques que nous avons décrites ; il est plus friable et se casse plutôt qu'il ne se déchire par la traction. Ses fragments présentent alors un aspect granitique plus accusé qu'à l'état normal; mais l'examen microscopique des granulations n'y révèle pas le caractère d'une véritable hypertrophie et ne permet pas de préciser sur quels éléments constitutifs des *acini* porte cette augmentation apparente de volume.

Si l'on songe toutefois au réseau vasculaire, si riche et si complexe, de chacun de ces grains glanduleux, à l'appareil inextricable de conduits afférents ou efférents qui en complètent la structure anatomique, ne peut-on pas admettre qu'il y a une augmentation réelle de volume par la réplétion de ces différents canaux, soit par le sang, soit par la bile, sans invoquer une altération spéciale des éléments histologiques des cellules hépatiques ?

La pression excentrique de chaque granulation, ainsi dilatée, ne peut-elle pas refouler le tissu conjonctif qui accompagne les ramifications de la veine porte, de l'artère hépatique et des conduits biliaires, en diminuer la cohésion, la résistance et la densité, et expliquer ainsi la friabilité plus grande du foie?

Nous ne hasardons cette interprétation que sous forme d'hypothèse n'ayant pu étendre nos recherches au delà de l'état apparent des cellules hépatiques, qui sont toujours très-visibles.

Je n'ai jamais constaté aucun indice d'altération se rapportant à la dégénérescence graisseuse, qui s'accompagne presque toujours de l'atrophie des cellules et parfois de leur disparition complète.

Cette lésion se rencontre fréquemment, on le sait, dans le typhus ictéroïde et dans l'ictère grave ; son absence dans la fièvre bilieuse hématurique est un élément de diagnostic différentiel important à cause de l'analogie que présentent ces deux affections, quant à leur expression symptomatique, dans les cas graves.

Lorsque le foie est de couleur violacée et gorgé de sang, il est généralement ramolli ; et il suffit d'une pression modérée pour l'écraser sous les doigts et le réduire en une bouillie brunâtre, analogue à la boue splénique.

Ces diverses altérations se trouvent réunies avec leurs caractères les plus prononcés chez les sujets qui ont succombé dans la période de l'état bilieux, et permettent ainsi d'établir une corrélation certaine, entre le degré de la congestion sanguine du foie et l'intensité de l'ictère.

L'augmentation de volume et de poids n'est, selon nous, que la traduction patnologique de l'hyperémie considérable, permanente du foie, dès le début de l'ictère jusqu'à sa diparition. La réplétion exagérée de tout l'appareil vasculaire produit une stase sanguine, d'où résultent ces suffusions interstitielles, localisées avec ramollissement du parenchyme.

Il est difficile de se rendre compte de la quantité de bile élaborée dans le foie; cette sécrétion exagérée se manifeste par son passage dans le sang et dans la trame de tous les tissus de l'économie, par la quantité, souvent extraordinaire, qui est rejetée par les vomissements, ou évacuée par les selles, enfin par la distension constante de la vésicule du fiel.

Cette hypersécrétion implique naturellement un afflux

plus considérable du sang, qui en fournit tous les éléments.

Le foie est un des premiers organes sur lesquels réagit l'influence climatérique des régions intertropicales ; il devient le siége d'un orgasme habituel, d'une hyperémie qui s'établit graduellement, et il sécrète plus de bile.

« C'est là, dit M. R. H. Gestin [1], une des premières modifications que subit l'organisme de l'Européen, dans les nouvelles conditions de milieu et de température où il se trouve transplanté, et qui s'opère pour ainsi dire à l'insu de l'individu, sans que la santé générale s'en ressente tout d'abord. »

Mais, par l'action de diverses causes, cet état peut se transformer en actualité morbide et revêtir une physionomie spéciale, selon la nature de la maladie.

Nous voyons cet état congestif du foie avec exagération de la sécrétion biliaire constituer la principale altération pathologiques de la fièvre bilieuse hématurique, et l'ictéricie en est la manifestation extérieure caractéristique.

La vésicule biliaire est presque toujours distendue par la bile qui y est incessamment déversée, et il semble que dans cet état de distension exagérée, ce réservoir a perdu sa contractilité, ce qui expliquerait la stagnation prolongée de la bile et la concentration de ses matériaux solides, par l'absorption lente d'une partie de ses éléments liquides.

Les tuniques séreuse et cellulo-fibreuse ne m'ont pas paru modifiées dans leur consistance et leur épaisseur.

La muqueuse présente toujours une coloration foncée, qui résiste à des lavages réitérés ; elle est littéralement imprégnée par la bile. Dans quelques cas elle était un peu ramollie, et en interposant des lambeaux de cette membrane entre l'œil et la lumière solaire, j'y ai constaté, assez souvent, une vascularisation très-prononcée, sous forme d'arborisation ; mais elle ne m'a jamais présenté de traces apparentes de suffusion sanguine interstitielle, ni de piqueté hémorrhagique.

Ainsi distendue, elle déborde constamment le bord tranchant du foie, et son contact plus étendu avec le duodénum et l'arc du côlon est accusé par une coloration brune, persistante de ces parties, due à une sorte de transsudation de la bile à travers les parois de la vésicule.

[1] A. Becquerel et A. Rodier, *Traité de chimie pathologique appliquée à la médecine pratique*, 1854, page 255

Les principaux conduits excréteurs sont plus ou moins gorgés de bile ; leur calibre est augmenté probablement par l'action d'une réplétion permanente, analogue à celle du réservoir principal; leur texture anatomique ne paraît pas modifiée et je les ai toujours trouvés perméables dans toute leur étendue.

§ VI. **Bile.** — Dans les neuf dixièmes des autopsies que j'ai pratiquées, la bile renfermée dans la vésicule présentait les caractères suivants :

Couleur. — Noire ou brune, très-foncée, vue en masse et passant par toutes les dégradations de teinte, du brun au jaune, si on la mélange avec de l'eau en proportions variables, ou si on l'étend en couche mince sur du papier ou du linge blanc.

La couleur verte se rencontre beaucoup plus rarement, et dans la pluralité des cas il n'y a aucune corrélation entre la couleur porracée des vomissements et celle de la bile de la vésicule, qui est presque toujours brune ou jaune.

Consistance. — Elle rappelle exactement celle du goudron de Norwége, dont elle a l'aspect et la couleur. Parfois épaisse et grumeleuse, elle ressemble à du résiné, ou bien elle a une consistance huileuse ou sirupeuse et la coloration qu'elle laisse sur les doigts est plus persistante, on dirait que la peau a été tachée par de la teinture d'iode. Dans un seul cas je l'ai trouvée solide et consistante comme de la cire, se ramollissant par la chaleur et la pression des doigts, en donnant la sensation onctueuse que l'on perçoit en malaxant une boule de suif et de cire molle.

Cette matière, exclusivement composée des matériaux solides de la bile, était partout compacte, homogène sans grumeaux, sans concrétions. Peu soluble en cet état dans l'eau pure froide, elle se désagrégeait rapidement dans l'éther, en lui donnant une couleur brune très-foncée, et il suffisait de quelques gouttes de cette solution concentrée pour colorer en jaune un litre d'eau ordinaire.

J'ai cherché, pour expliquer cet état singulier de concentration de la bile, s'il n'existait pas dans les conduits cystique, hépatique ou cholédoque quelque obstacle matériel à l'excrétion de la bile ; leur calibre était partout perméable et m'a même paru plus dilaté qu'à l'état normal.

Chez ce sujet, qui a succombé très-rapidement, l'ictère

avait été très-intense et le liquide contenu dans l'estomac était mélangé d'une grande quantité de bile.

Ce fait est, je crois, très-rare, et je ne l'avais jamais constaté dans aucune des nombreuses autopsies du foie que j'ai faites pendant mon séjour, de près de neuf années, à la Martinique et au Sénégal.

Quantité. — La quantité de bile contenue dans la vésicule varie ordinairement entre 40 et 100 grammes, la moyenne la plus constante est de 50 à 70 grammes.

Odeur. — Elle exhale une odeur fade, nauséeuse, *sui generis*, qui se reproduit aussi dans les matières rejetées par la bouche.

J'ai dû me borner à la constatation de ces caractères physiques, n'ayant pas à ma disposition des moyens d'exploration suffisants pour des recherches analytiques sérieuses, de manière à préciser les altérations que subit la bile dans la constitution de ses éléments chimiques et dans leur proportion relative ou absolue. Il est probable qu'il y a augmentation dans la proportion des matières grasses et de la matière colorante brune (bilifulvine) et diminution de l'eau. Cette présomption est légitimée par l'état constant de concentration de la bile par suite de son séjour plus ou moins prolongé dans la vésicule.

Mais la bile ne subit-elle pas une altération pathologique, et en outre de l'influence pathogénique qui résulte de son mélange avec le sang, n'a-t-elle pas par elle-même des propriétés nuisibles?

Viciée dans les rapports de ses éléments constitutifs comme dans leur qualité, la bile ne peut plus être considérée comme un produit de sécrétion normale ; elle doit être altérée dans ses propriétés physiologiques, et dès lors quel rôle spécial joue-t-elle dans la production des symptômes pathognomoniques de la fièvre bilieuse hématurique?

Tel est le problème que nous nous sommes bien souvent posé et dont la solution, dans l'état actuel de nos connaissances, est tout à fait conjecturale, car l'absence complète de matériaux dans la science sur ce point important de l'histoire des maladies bilieuses ne permet que des hypothèses.

L'analyse chimique sera-t-elle toujours impuissante à saisir, à matérialiser ce *quid ignotum*, ce principe *infectieux* qui ne se reconnaît que par ses effets sur l'organisme?

Les différents traités de chimie pathologique que j'ai consultés ne m'ont fourni aucun renseignement. On ne connaît encore aucune des altérations de la bile malade, ni le mode d'action qu'elle est capable d'exercer, dans ces conditions, sur la vésicule, l'estomac et les intestins ; tout est à faire sur ce sujet.

Le livre plus récent de M. Schutzenberger [1] ne contient pas plus d'éclaircissements sur cette question, à laquelle nous consacrerons plus de développements en étudiant la nature de la fièvre bilieuse hématurique.

§ VII. **Rate.** — Ce viscère est constamment plus volumineux qu'à l'état normal, et dans les dix observations du tableau précédent on voit que le poids moyen est triple du poids physiologique. Le poids minimum est de 350 et le poids maximum 1680 (Voir le tableau).

La consistance est variable ; elle conserve plus ordinairement une certaine fermeté et dans ses divers degrés de ramollissement je ne l'ai jamais trouvée aussi diffluente et aussi facile à réduire en bouillie que dans la fièvre typhoïde et dans d'autres maladies infectieuses spécifiques où ce caractère anatomique s'observe le plus souvent.

Cette augmentation de volume et de poids tient évidemment, comme pour le foie, à une congestion sanguine passive, car le parenchyme est gorgé de sang, noir ou lie-de-vin, ce qui lui donne une coloration extérieure ardoisée ou violacée assez uniforme. La résistance élastique qu'il offre à la pression du doigt se rattache très-probablement à la distension générale de l'organe par un afflux plus considérable du sang.

La rate paraît plutôt gonflée qu'hypertrophiée. Cette proposition, uniquement basée sur les données fournies par la vue et le toucher, aurait besoin d'être confirmée par l'examen microscopique, mais je ne crois pas à une altération matérielle des éléments histologiques de la rate dans le sens d'une hypertrophie réelle.

Ici se présente une remarque incidente, c'est qu'au Sénégal la plupart de nos postes militaires sont situés dans des localités essentiellement favorables au développement et à l'activité toxique du miasme paludéen ; ce qui est du reste démontré par la proportion numérique si élevée des fièvres intermittentes

[1] *Chimie appliquée à la physiologie animale, à la pathologie et au diagnostic médical,* 1864.

relativement aux autres affections endémiques qu'on y observe.

Or j'ai très-rarement constaté d'hypertrophie véritable de la rate, même chez les individus qui présentaient les signes confirmatifs d'une cachexie palustre très-avancée, bien qu'elle fût plus volumineuse qu'à l'état normal.

Dans les pays marécageux des zones tempérées, le foie ne jouit que d'une activité fonctionnelle limitée à l'accomplissement régulier de la finalité physiologique qui lui est dévolue : l'action infectieuse du miasme paludéen semble se concentrer sur la rate qui, par suite de l'hyperémie passagère, mais réitérée, dont elle est le siége, selon la durée, la fréquence et la gravité des pyrexies intermittentes par lesquelles se traduit cette action infectieuse, acquiert et conserve un volume plus ou moins exagéré, avec cette modification de forme particulière désignée sous le nom de *gâteau* splénique.

Mais il n'en est pas ainsi, croyons-nous au Sénégal, et peut-être dans les autres pays intertropicaux.

Le foie est le siége d'une congestion sanguine habituelle, son activité fonctionnelle y est constamment surexcitée ; or, quelque théorie que l'on adopte pour déterminer le rôle physiologique de la rate, on ne peut méconnaître l'importance des connexions anatomiques qui existent entre elle et le foie par le système veineux de la veine porte, et la congestion sanguine se trouve naturellement répartie entre ces deux viscères par l'intermédiaire de ces communications vasculaires.

Les faits cliniques viennent prêter leur autorité à cette opinion, car il est bien rare que les accès de fièvre intermittente ne se compliquent pas de symptômes bilieux dus à une perturbation fonctionnelle du foie le plus souvent passagère et sans gravité, mais qui n'en dénotent pas moins une participation sympathique aux troubles fonctionnels de la rate.

L'examen microscopique nous montre une communauté presque constante d'altérations anatomo-pathologiques entre ces deux organes, car dans la majorité des cas, le développement de la rate coïncide avec celui du foie, sous l'influence d'une hypostase sanguine très-évidente de l'un et de l'autre.

Ainsi, dans un des cas consignés au tableau précédent, on voit le chiffre maximum du poids de la rate (1680 grammes) coïncider avec le poids maximum du foie (2795 grammes).

Si, d'après M. Sappey, à l'opinion duquel nous nous rallions sans hésiter, on doit considérer la rate moins comme un organe sécréteur proprement dit que comme un organe préparateur de la sécrétion biliaire, cette loi de coïncidence emprunte ici une double sanction à l'anatomie physiologique et à l'anatomie pathologique.

Évidemment cette corrélation n'est pas absolue, infaillible, et même, dans certains cas, la rate paraît d'autant plus développée que le foie s'écarte moins du poids moyen normal; mais n'est-il pas probable que la stase sanguine de la rate est plus lente à se dissiper que celle du foie et qu'elle revient plus tardivement à ses dimensions primitives?

Il n'est donc pas étrange de rencontrer sur un sujet mort de fièvre bilieuse hématurique un foie relativement plus volumineux, et une rate proportionnellement très-développée. Mais dans le cas que nous citons, le malade avait succombé à une fièvre pernicieuse intercurrente, le lendemain du jour de son entrée, et le volume de la rate, sa diffluence, sa coloration foncée, se rapportaient évidemment à l'affection pernicieuse.

Dans une autre observation, nous voyons encore le poids minimum du foie en rapport avec une diminution relative très-prononcée du volume de la rate.

Ainsi, à part deux faits exceptionnels, dans quatorze autopsies de sujets morts de fièvre bilieuse hématurique, sans complication étrangère à l'état bilieux, j'ai eu douze fois les preuves confirmatives de la proposition que j'ai énoncée et je suis convaincu que de nouveaux faits viendront en appuyer la démonstration.

Les idées théoriques en médecine, comme dans toutes les sciences d'observation, ne sont accueillies avec faveur que lorsqu'elles reposent sur des faits bien choisis, bien étudiés, et qui se prêtent au contrôle impartial et rigoureux de l'expérience.

Les faits eux-mêmes ne peuvent vieillir et être oubliés qu'autant qu'ils ont été mal observés ou que le perfectionnement des moyens d'investigation en a modifié la signification, atténué l'intérêt, et leur a fait même perdre toute leur valeur.

En formulant nos opinions sur les points qui nous paraissent plus intéressants à élucider dans ce travail, nous voulons les signaler à l'attention de nos collègues de la marine qui se proposeront le même but que nous cherchons à atteindre, et

qui apporteront des matériaux plus complets à l'histoire nosologique de la fièvre bilieuse hématurique.

§ VIII. **Reins**. — Ces altérations pathologiques des reins,
répondant au principe de l'hématurie, n'ont pas été jusqu'à
présent, ainsi que le constate M. Dutroulau[1], l'objet de recherches suffisantes pour en établir la définition précise et en
interpréter la signification.

« À Cayenne, dit le même auteur, M. Laure ne parle que
« vaguement d'hémorrhagies urinaires constatées par l'ana-
« lyse, et ne spéficie pas l'état anatomo-pathologique des organes. »

« Aux Antilles, l'hyperémie des reins et les plaques ecchy-
« motiques de la vessie constatées une fois par M. Lhermi-
« nier, le fait de suppuration consécutive des reins observée
« par moi, pendant la vie, sont les seules preuves d'altération
« que nous puissions produire. »

Dans les nombreux rapports médicaux que j'ai lus sur les
postes militaires de nos possessions du Sénégal, de la côte d'Or
et du Gabon, il n'est pas fait mention de l'examen cadavérique
des sujets morts de fièvre bilieuse hématurique, et même, dans
le relevé que j'ai fait des autopsies pratiquées à Saint-Louis et
à Gorée, les lésions anatomiques des reins y sont ou omises ou
vaguement précisées, et dans aucun cas on n'établit de rapprochement entre les altérations pathologiques de ces organes et la
coloration anormale des urines.

Cette lacune importante dans l'histoire de la fièvre bilieuse
hématurique frappa tout d'abord mon attention, et lorsque
j'eus pris la direction du service de santé de l'hôpital de Gorée,
j'apportai le plus grand soin à la constatation des lésions anatomiques des reins et à l'analyse des urines.

M. le docteur Pellarin[2] signale l'apoplexie des reins et sa
relation avec l'hématurie comme un fait complétement ignoré,
croit-il, de l'histoire de la fièvre bilieuse hématurique, et qu'il
a eu trois fois l'occasion de constater.

Nous sommes heureux de rencontrer dans la description qu'il
donne des lésions anatomiques des reins, et dans l'exposé de ses
conclusions, une conformité aussi complète de vue et d'appré-

[1] *Loco citato*, page 253.
[2] *Archives de médecine navale*, tome III, n° 2, février 1855, *Un mot sur la fièvre bilieuse hématurique; de l'apoplexie des reins dans cette maladie.*

ciation avec nous ; elle ne peut que donner plus d'actualité et d'intérêt aux recherches que chacun de nous a faites dans le même but et qui nous ont conduits aux mêmes résultats.

Volume. — L'augmentation de volume n'est pas aussi constante que celle du foie et de la rate ; dans quatorze autopsies, j'ai trouvé, neuf fois, les deux reins plus volumineux qu'à l'état normal ; dans les cinq autres cas, ils présentaient un développement ordinaire, mais jamais inférieur aux dimensions moyennes indiquées dans les traités d'anatomie physiologique.

Généralement, les deux reins participent également à cette augmentation, et les différences, ordinairement peu sensibles, ne m'ont pas paru plus spéciales à l'un qu'à l'autre.

Poids. — A l'augmentation de volume correspond toujours une augmentation de poids ; j'ai trouvé à ce sujet la même relation numérique proportionnelle, mais les évaluations de poids entre les deux viscères offrent parfois des écarts assez grands, limités entre 30 et 90 grammes, elles affectent indifféremment tantôt le rein droit, tantôt le rein gauche.

Le chiffre minimum supérieur à la moyenne normale est de 380 grammes, le chiffre maximum 1000 grammes.

La tunique cellulo-fibreuse ne présente pas d'altération apparente ; elle est presque toujours colorée en jaune plus ou moins foncé, selon la proportion variable du tissu adipeux contenu dans ses aréoles, qui participe à la coloration ictérique générale de tous les tissus.

La tunique propre acquiert quelquefois une épaisseur notable qui en diminue la transparence, au moins pour la portion que revêt la périphérie des reins, car je n'ai pu examiner que superficiellement les modifications qu'elle peut offrir dans l'intérieur du parenchyme rénal.

Couleur. — Il existe un état anatomo-pathologique constant indiqué extérieurement par une coloration rouge brun, foncée, presque toujours marbrée de larges plaques ecchymotiques noirâtres, variables en étendue, et qui envahissent quelquefois les quatre cinquièmes de la surface externe de l'organe.

Cette coloration est due à une hyperémie exagérée, à une stase sanguine qui se présente neuf fois sur dix, et qui constitue pour moi l'altération pathologique essentielle des organes urinaires dans la fièvre bilieuse hématurique.

Ces plaques ecchymotiques n'occupent pas seulement l'épais-

seur de la couche corticale, elles pénétrent plus ou moins profondément dans la substance tubuleuse.

Dans les cas les plus graves, cet état anatomique offre tous
les caractères d'un état apoplectique général, mais lorsque
les symptômes hématuriques n'ont pas été compliqués de troubles fonctionnels trop profonds de l'acte rénal, tels que la suppression presque complète de la sécrétion urinaire, la stase
congestive est moins généralisée ; les plaques sont alors limi-
tées à une certaine épaisseur de la substance corticale ; il est
facile de reconnaître que cette coloration noirâtre tient à une
suffusion sanguine interstitielle, qui a parfois l'apparence d'un
véritable foyer hémorrhagique ou d'un noyau apoplectique.

Consistance. — Le ramollissement du parenchyme rénal est
assez ordinairement en rapport direct avec le degré de la congestion hyperémique, et il est surtout plus appréciable dans
tous les points délimités par les plaques ecchymotiques dont
nous avons parlé. La substance du rein y est imprégnée de
sang noir, et se réduit en une bouillie violacée, sous la pression des doigts ; c'est une désorganisation localisée caractéristique.

Lorsque les reins sont de volume ordinaire, ils présentent,
quand même, des traces évidentes d'hyperémie avec formation
de taches ecchymotiques plus ou moins étendues en surface et
en profondeur. Mais l'augmentation de volume et de poids implique toujours une hyperémie générale plus considérable et
des lésions anatomiques plus accusées.

Les bassinets sont habituellement vides ; j'y ai recueilli,
trois fois, quelques gouttes d'urine boueuse, grisâtre, ressemblant à du pus ; mais le microscope n'y a jamais révélé de globules purulents, et cette apparence est plutôt due à la présence de nombreux fragments d'épithélium et à du sang dé-
composé.

Tout le système vasculaire veineux apparaît dans un état de
réplétion et de turgescence exagéré. Malgré tous mes soins, je
n'ai pu reconnaître dans le parenchyme, ni dans ses enveloppes, de traces d'une inflammation récente ni ancienne, ou de
ramollissement spécial, indice d'une suppuration prochaine
du parenchyme.

Il n'existe pas non plus de transformation pathologique des
éléments histologiques, comme on l'observe dans la maladie

de Bright, dans le diabète, dans l'albuminurie; mais il doit y avoir évidemment une compression permanente des glomérules, par suite de la réplétion extrême de l'appareil vasculaire, rupture des capillaires sur plusieurs points, effacement complet des glomérules, et, par suite, suppression ou diminution de l'activité fonctionnelle, extravasation sanguine par les capillaires dans le parenchyme, plus particulièrement dans les portions ramollies par l'infiltration locale, que le ramollissement soit consécutif à l'hyperémie ou qu'il dépende d'un travail phlegmasique antérieur, dont nous n'avons jamais pu constater les preuves anatomiques.

L'hématurie est sous la dépendance immédiate de cet état apoplectique des reins, et l'absence absolue de lésion pathologique dans les autres organes qui concourent à l'acte rénal, les uretères et la vessie, vient hautement confirmer cette assertion d'une manière péremptoire.

Uretères. — Ces conduits vecteurs de l'urine ne présentent pas de disposition anormale dans leur longueur, leur forme leur direction et leurs rapports. Leur calibre m'a semblé quelquefois amoindri, plus effacé, surtout lorsqu'il y avait eu une anurie prolongée ; mais dans cette circonstance, comme celle où la sécrétion urinaire était plus ou moins abondante, je les ai toujours trouvés vides, et perméables dans toute l'étendue de leur trajet.

La muqueuse et les autres tuniques conservent la couleur et l'aspect lisse et uni de l'état normal; en aucun point on ne trouve d'indice de phlegmasié ni de vascularisation.

Vessie. — Ce réservoir est ordinairement presque vide et rétracté derrière les pubis.

L'urine qu'il contient est tantôt limpide et peu colorée, tantôt trouble et rougeâtre; elle donne alors un coagulum abondant d'albumine par l'acide azotique et par l'ébullition.

Jamais elle n'est colorée en jaune, comme dans l'ictère essentiel. Dans les nombreuses expériences que j'ai faites pour y constater la présence de la matière colorante de la bile, j'ai toujours obtenu un résultat négatif, comme pour les urines analysées avant la mort.

Un des caractères anatomiques les plus importants à noter, au point de vue de l'hématurie, c'est l'état de la muqueuse; or, je n'ai jamais observé dans cette membrane aucun changement d'aspect et de coloration, aucune modification dans sa texture, en un mot, aucune altération pathologique qui pût se rapporter au principe hémorrhagique de l'hématurie, même dans les cas où l'urine contenue dans ce viscère, après la mort, conservait tous les caractères probants de son mélange avec une proportion notable de sang.

Ce n'est donc pas dans la vessie ni dans les uretères qu'il faut placer le point de départ de l'hématurie, mais bien exclusivement dans le rein, le seul organe de l'appareil urinaire qui présente des lésions anatomo-pathologiques constantes, en rapport avec les troubles fonctionnels de l'acte sécrétoire, et avec les modifications des urines.

Capsules surrénales. — Quelque obscures que soient les connexions de ces glandes vasculaires avec l'appareil urinaire, au point de vue de leur destination physiologique, et malgré la signification hypothétique des désordres anatomiques dont elles peuvent être atteintes, j'ai cru devoir en étudier au moins l'aspect extérieur, et j'y ai très-souvent constaté les caractères d'une vascularisation prononcée avec ramollissement plus ou moins marqué.

Est-ce là une altération pathologique réelle, cette stase sanguine est-elle temporaire, accidentelle, ou coïncide-t-elle avec l'hyperémie des principaux viscères de la cavité abdominale?

L'obscurité du rôle physiologique de ces organes, au de'à de la vie embryonnaire, semble impliquer leur indifférence dans les diverses manifestations morbides qui affectent l'organisme ; aussi me borné-je à enregistrer simplement ce fait anatomique.

§ IX. **Des urines.** — Si dans l'ictère essentiel ou symptomatique il est facile de démontrer dans les urines la présence de la matière colorante de la bile, il semble qu'il soit aussi facile d'y constater l'existence du sang dans la fièvre bilieuse hématurique, et l'on ne s'explique pas aujourd'hui les dissidences qui séparent quelques médecins sur l'authenticité de ce caractère anatomique.

Nous dirons plus loin quelle est l'origine de ces difficultés, et nous résumerons tout d'abord les caractères physiques et chimiques des urines, d'après les analyses que nous avons faites avec le concours de MM. Cunisset, Morio et Roux, officiers de santé, alors chargés du service pharmaceutique de l'hôpital de Gorée.

I. CARACTÈRES PHYSIQUES. — *Couleur*. — Dans les premiers accès qui précèdent l'apparition de l'accès bilieux confirmé, les urines présentent une coloration un peu plus foncée, telle qu'on l'observe dans les pyrexies ordinaires simples, ou compliquées d'une phlegmasie viscérale, ce sont les urines dites *fébriles*, elles sont limpides, neutres ou légèrement alcalines, et ne contiennent pas d'albumine.

Au début de l'accès bilieux, plus ordinairement dans le stade de réaction, elles changent complétement d'aspect et prennent une couleur foncée rouge ou noire qui rappelle assez exactement celle du vin du Porto, du vin de Malaga ou d'une décoction concentrée de café.

Parfois elles sont rutilantes et spumeuses, et paraissent exclusivement composées de sang pur.

Ainsi colorées, elles tachent le linge en rouge sale, variant d'intensité entre la couleur de la lavure de chair et le rouge brun plus foncé; mais cette teinte est uniforme, et ne présente pas dans ses contours de coloration jaune se rapportant à la présence de la bile comme dans les expériences où ce mélange est facilement mis en évidence.

Pour mieux apprécier cette coloration, il faut recueillir les urines dans un tube ou dans un verre à expérience, le laisser reposer quelques minutes, et les examiner en interposant le vase entre l'œil et la lumière solaire. Par ce procédé, on voit que la coloration noire des urines au premier aspect est réellement rouge ou brune, selon la proportion qu'elles contiennent.

On peut encore mettre cette coloration en évidence en versant une petite quantité d'urine dans une assiette ou un récipient quelconque de porcelaine blanche, ou sur une feuille de papier blanc.

La vue seule suffirait pour affirmer la présence du sang dans les urines; les analyses chimiques et l'examen microscopique confirment cette présomption, et aujourd'hui c'est un fait pathologique constaté par tous les médecins qui se sont occupés de l'étude de la fièvre bilieuse hématurique du Sénégal.

Les urines sont ordinairement limpides et transparentes lorsqu'elles sont rendues en quantité normale, mais à mesure que la sécrétion diminue, elles sont plus foncées, plus troubles, et laissent déposer par le repos un sédiment plus abondant.

Quelques heures de repos suffisent pour la séparation du sédiment, qui se dépose au fond d'un vase sous l'aspect d'une
masse grisâtre, composée de mucosités et de fragments irréguliers de lamelles minces, sans cohésion, déchiquetées sur
leurs bords, qui semblent provenir d'une desquammation épi-
théliale.

Les couches supérieures du liquide sont très-limpides et la
couleur rouge est parfaitement homogène; on y voit quelquefois quelques flocons nuageux en suspension.

Lorsque, selon les périodes de la maladie et par l'influence
du traitement, les urines sont plus abondantes et modifiées
dans un sens favorable, elles reprennent très-rapidement leur
coloration normale, et il suffit parfois de moins de vingt-quatre
heures pour que cette transformation soit complète.

Pendant la convalescence, elles prennent quelquefois un aspect laiteux dans les couches supérieures, tandis que le sédiment des couches inférieures est rosé ou rougeâtre, semblable
aux dépôts d'acide urique; cette teinte laiteuse laisse sur les
parois du verre une trace persistante, après que l'urine a été
transvasée dans un autre récipient.

Enfin, si la convalescence se prolonge, elles deviennent
aqueuses, pâles, presque incolores, et caractéristiques d'une
anémie concomitante de la cachexie paludéenne.

La densité des urines hématuriques est toujours supérieure à
la moyenne physiologique des urines normales.

II: Caractères chimiques. — *Essai par les acides minéraux.*
— L'addition d'une faible quantité d'acide azotique dans les
urines hématuriques y produit instantanément un coagulum
albumineux abondant, en rapport avec l'intensité de leur coloration, et par conséquent de la quantité de sang qu'elles contiennent.

Les acides sulfurique, sulfo-azotique et hydrochlorique,
donnent les mêmes résultats. Jamais, à aucun temps de nos divers essais par les acides, nous n'avons vu se produire la coloration caractéristique de la présence de la bile.

Nous avons suivi les procédés d'analyse employés par
MM. Hugoulin et Borie, pharmaciens de première classe à la
Réunion [1], qui ont également reconnu avec certitude la pré-

---

[1] P. Loupy, *De la fièvre ictéro-hémorrhagique*, thèse inaugurale. Montpellier, 1862, pages 22-24.

sence du sang dans les urines noires de la fièvre bilieuse, et comme eux nous sommes arrivés aux mêmes résultats probants et irréfutables.

Nous avons fait des expériences comparatives en opérant des mélanges, en proportion variable, de sang avec des urines normales, et nous avons toujours eu, par l'emploi des acides minéraux, un coagulum albumineux analogue à celui fourni par les urines pathologiques ; mais lorsque le sang provenait directement du foie et qu'il était chargé de bile, on avait en même temps les réactions auxquelles donne lieu la présence de ce dernier produit. Ajoutons que dans quelque proportion que nous ayons fait ces mélanges, nous n'avons pu que très-rarement produire une coloration exactement semblable à celle des urines pathologiques, même lorsque le sang manifestement altéré dans ses caractères objectifs provenait de la rate ou des reins.

Chaleur. — Les urines sanguinolentes soumises à l'ébullition donnent le même coagulum que lorsqu'elles sont traitées par l'acide azotique.

Papier réactif. — Dans la période où l'hématurie est le plus prononcée, les urines sont le plus souvent acides ; elles deviennent neutres à mesure que l'hématurie décroît, et la disparition progressive de l'acidité est un signe favorable de leur prochain retour à leurs conditions normales.

Elles se décomposent assez promptement et exhalent une forte odeur ammoniacale.

L'acidité était constatée par les divers papiers réactifs employés à cet usage.

III. Examen avec le microscope. — L'insuccès de nos tentatives réitérées pour reconnaître, par le microscope, l'existence des globules sanguins, la preuve réellement convaincante de la présence du sang dans les urines, nous avait fait hésiter, lors de nos premiers essais, à proclamer l'hématurie comme un des caractères pathognomoniques constants de la fièvre bilieuse au Sénégal. Ces insuccès dépendaient de différentes causes : d'abord, nous l'avouons, de notre inexpérience dans ce mode d'examen, surtout pour des produits pathologiques dont nous n'avions pas encore pu distinguer les transformations.

Dans nos mélanges artificiels de sang et d'urine nous retrouvions constamment une proportion considérable de globules

sanguins réguliers, tandis que l'examen des urines hématuriques ne nous offrait rien de semblable.

C'est qu'en effet les globules sanguins s'y déforment très-
rapidement et qu'on ne trouve plus à leur place que des fragments irréguliers, informes, qui constituent une partie du sédiment grisâtre que laissent déposer les urines sanglantes.

Citons à ce sujet le passage suivant de MM. Becquerel et
Rodier [1].

« Le liquide que l'on soupçonne contenir du sang étant exa-
miné au microscope, montre un corps nouveau : ce sont les
globules du sang qui conservent rarement leur forme normale,
même dans le cas où le contact n'a pas été prolongé : on voit
alors les globules déformés présentant une forme irrégulière et
déchiquetés sur les bords.

« A une époque plus avancée, les globules diminuent de
volume, la déformation augmente et ils finissent même par dis-
paraître complétement, en laissant seulement des fragments
informes.

« La matière colorante du sang mélangée à l'urine s'altère
quelquefois très-rapidement et devient foncée ou presque noire.
Nous avons eu l'occasion d'en observer plusieurs cas, et nous
sommes convaincu qu'une grande partie des *urines noires* des
anciens étaient des urines de cette espèce. »

M. Hugoulin, dans un premier essai, en traitant l'urine par
du sulfate de soude et portant quelques gouttes du fond du
verre à expérience sur le porte-objet, a pu apercevoir quelques
globules soudés entre eux ; mais ces globules étaient en fort
minime quantité.

Dans un second essai, l'expérience n'a pas présenté les
mêmes résultats ; mais il faut ajouter que, quoique récemment
émise, l'urine était fortement ammoniacale, comme si les
principes du sang qu'elle contenait eussent hâté sa décomposition.

M. Boric, dans une autre analyse, dit avoir vu au microscope
des globules sanguins, irréguliers, déchiquetés, perdus au milieu
de matières amorphes.

« Le microscope, dit M. Pellarin [2], ne permet pas toujours
de découvrir les globules de sang. On ne les trouve pas :

---

[1] *Traité de chimie pathologique* (loco citato, page 303).
[2] Note citée, page 233.

1° quand la coloration rouge est faible ; 2° quand les urines, bien que fortement colorées en rouge, sont alcalines au moment de l'émission. Dans le premier cas, il est probable que l'hématine passe seule avec l'albumine ; dans le second, que les globules qui se conservent assez bien dans l'urine ordinaire ont été détruits par la dissolution de la globuline.

« Dans tous ces cas, il est possible de constater par les réactifs la présence du sang ; mais cette recherche, toujours plus longue, ne vaut pas, pour la certitude du résultat, un seul coup d'œil jeté sur le microscope, quand il y a des globules sanguins dans l'urine. »

Lorsque, par des essais persévérants, nous fûmes familiarisé avec les difficultés de l'examen microscopique, nous avons pu reconnaître dans des urines sanguinolentes, non alcalines, et examinées peu d'instants après leur émission, quelques globules sanguins, irrégulièrement déformés, et acquérir ainsi la preuve matérielle qui nous avait coûté jusqu'alors tant de recherches infructueuses.

La coloration rouge ou brune, plus ou moins foncée, est due à de l'hématine en dissolution, provenant de la destruction rapide des globules sanguins dans l'urine.

- En résumant les expériences destinées à éclairer la doctrine de la genèse de l'ictère et à propos des résultats de l'injection de bile pure dans le sang d'animaux vivants, le docteur Th. Frerichs dit que dans 17 cas sur 19, l'urine contenait de *l'albumine*, et qu'après la filtration, elle présentait une couleur *rouge de sang*, produite, selon toute apparence, par de l'hématine en dissolution ; on ne trouve pas, ajoute-t-il, de globules sanguins dans le sédiment [1].

« Ainsi il n'y a plus à en douter, dit M. Loupy, la coloration du liquide urinaire ne tient pas à la présence de la bile, mais bien à celle du sang. C'est aussi l'opinion de M. Dutroulau [2]. »

L'hématurie est donc aujourd'hui un caractère pathologique incontestable de la fièvre bilieuse du Sénégal, et nous aurons occasion d'en faire ressortir l'importance, en traitant du diagnostic différentiel de cette affection, avec d'autres maladies du groupe des bilieuses.

[1] *Traité pratique des maladies du foie*, traduit de l'allemand par les docteurs L. Duménil et Pellagot, 2ᵉ édition. Paris, 1865, p. 88.
[2] Loupy, *De la fièvre ictéro-hemorrhagique*, page 2 [?].

Nous avons déjà dit que la production de ce phénomène pathologique se rattachait essentiellement à l'état apoplectique des reins, à la suffusion sanguine générale ou locale du parenchyme rénal. Notre opinion coïncide en tout point à ce sujet avec celle que formule, en ces termes, M. Pellarin, dans la note à laquelle nous avons déjà emprunté des extraits très-intéressants.

« Il y a dans la fièvre bilieuse hématurique une apoplexie ou, si l'on veut, une hémorrhagie des reins, et l'on en trouve les signes à l'autopsie. Ces signes sont l'ecchymose et l'infiltration sanguine de la substance corticale, tantôt d'un seul rein, tantôt des deux [1]. »

Nos recherches, basées sur un plus grand nombre d'observations cliniques et d'autopsies, nous ont permis de constater des lésions anatomo-pathologiques des reins plus profondes et plus étendues, avec les différents degrés d'altérations qui caractérisent cet état apoplectique, selon la marche et la terminaison de la maladie.

§ X. **Du sang.** — *Caractères physiques.* — Le sang qui s'écoule des incisions faites aux téguments, aux poumons, au foie, à la rate et aux reins, est constamment noir, plus ou moins fluide et mélangé à une proportion variable de bile, selon l'intensité de l'ictère et la période de la maladie dans laquelle le sujet a succombé. Le sang qui provient exclusivement de la rate et des reins ne présente pas les mêmes caractères objectifs, provenant de son mélange avec la bile, comme celui qui provient des incisions faites à la peau et dans le foie.

Il n'est pas rare de constater une réplétion manifeste de tout l'appareil veineux abdominal et du système veineux sus-hépatique ; le sang y est parfois caillebotté, incomplétement coagulé ; il s'écrase comme de la gelée de groseille, dont il rappelle la couleur et la consistance.

Lorsque la bile se trouve mélangée au sang dans une assez forte proportion, dans l'ictère intense par exemple, la vue seule suffit pour en reconnaître la présence ; il a alors un aspect gras, huileux, et si l'on en étend une faible quantité sur du papier blanc il le graisse, en formant des taches dont le pourtour présente des dégradations successives de teintes, ou la couleur jaune de la bile se sépare distinctement de la couleur rouge du sang ;

[1] *Archives de médecine navale.* Paris, 1865, t. III, page 154.

comme si, dans la réunion de ces deux fluides, le mélange était incomplet.

Si l'on trempe un morceau de linge dans le sang ainsi altéré, cette séparation est encore très-évidente.

Examen au microscope. — Les globules sanguins ne présentent aucune déformation, et se présentent dans le champ du microscope avec tous leurs caractères physiques très-distincts.

Quant à leur proportion numérique, il est probable qu'elle doit être au-dessous de la moyenne normale, en raison de l'état cachectique, d'anémie de la plupart des sujets atteints de fièvre bilieuse hématurique.

Analyse chimique — En traitant le sérum du sang par l'acide azotique nous avons obtenu un coagulum albumineux, plus ou moins coloré, selon la quantité de bile mélangée au sang. Dans le cas où ce mélange était déjà manifeste par la seule inspection des caractères extérieurs, le coagulum obtenu présentait une coloration jaune clair ou verdâtre.

L'analyse de la sérosité contenue dans le péricarde nous a fourni les mêmes résultats lorsqu'elle était colorée en jaune.

L'insuffisance des ressources dont nous disposions à Gorée ne nous a pas permis de pousser plus loin ces recherches analytiques qualitatives, qui du reste ne nous offraient qu'un intérêt secondaire, car qu'importe que le sang soit mélangé à tout ou partie des éléments constitutifs de la bile; ne nous suffit-il pas d'en démontrer l'altération par son mélange avec un fluide composé, normal ou altéré lui-même, mais tout à fait étranger à sa constitution propre?

« Si, dit M. Dutroulau [1], la chimie pathologique n'est pas encore parvenue à constater la présence dans le sang de la bile toute formée, comme caractère des maladies ictériques, elle a reconnu cependant que plusieurs de ces principes, la matière colorante et les corps gras plus particulièrement, peuvent s'y accumuler sous l'influence de la chaleur humide, et déterminer ce qu'on est convenu d'appeler l'*état bilieux* [2]. »

Un point intéressant à constater serait l'accumulation dans le sang des éléments de l'urine et surtout de l'urée, lorsque la perturbation fonctionnelle de l'acte rénal se traduit par une anurie plus ou moins prolongée.

[1] Dutroulau, *Traité des maladies des Européens dans les pays chauds.* p. 273.
[2] Becquerel et Rodier, *Chimie pathologique*, 1853, p. 70.

Mais nous nous croyons autorisé, par nos diverses expérimentations, à admettre une composition différente du sang selon sa provenance, car, comme nous l'avons dit plus haut, le sang de la rate et des reins n'a pas le même aspect que le sang extrait du foie ou des tissus, dont la coloration ictérique foncée indique une imprégnation plus profonde par la bile.

L'absence de réaction propre à déceler la présence de la bile dans les urines sanguinolentes que nous avons analysées, se rapporte évidemment à cette différence, essentielle dans les caractères physiques du sang, et très-probablement dans sa constitution chimique.

CHAPITRE III

MARCHE, DURÉE, TERMINAISONS

Les nombreuses observations cliniques que j'ai recueillies et dont je n'ai reproduit, dans ce travail, qu'un nombre très-limité, pour ne pas répéter inutilement les mêmes faits, démontrent que la fièvre bilieuse hématurique ne débute jamais d'*emblée ;* en d'autres termes, qu'elle est toujours précédée d'un ou deux accès de fièvre intermittente avant l'apparition des symptômes pathognomoniques qui en font une espèce spéciale dans la famille pathologique des endémies intertropicales, plus particulièrement au Sénégal et dans ses dépendances les plus rapprochées.

Doit-on considérer ces accès comme prodromiques et prémonitoires? Ont-ils une physionomie différente des accès simples qui puisse faire reconnaître l'invasion plus ou moins prochaine de la fièvre bilieuse hématurique?

Il importe d'établir d'abord ce point d'observation, c'est que la fièvre bilieuse hématurique n'atteint jamais que des individus qui comptent déjà une moyenne de près de deux ans de séjour dans la colonie ; que tous, sans exception, ont déjà éprouvé les effets toxiques de l'impaludation, et qu'ils accusent des récidives plus ou moins fréquentes et régulières de fièvre intermittente.

Presque tous présentent les signes plus ou moins accusés de la cachexie palustre.

Or, dans ces conditions particulières, il est bien rare que les accès récidivés ne soient pas compliqués d'un embarras gastrique, saburral ou bilieux, et cette complication, le plus souvent sans gravité, ne saurait être considérée comme spéciale aux accès qui précèdent l'accès bilieux confirmé de la fièvre hématurique, et en être le signe précurseur constant.

Mais il y a cependant dans la physionomie générale de ces accès, dans le caractère de chacune de leurs périodes une phénoménisation qui constitue une phase prodromique, assez souvent significative pour éveiller l'attention, et c'est à ce titre que nous en avons fait une division distincte dans l'étude des symptômes propres à la fièvre bilieuse hématurique.

§ Ier. — **Prodromes.** — Le malade ressent, un ou deux jours avant le premier accès, un état de malaise général, caractérisé par de la lassitude musculaire, de la courbature, de l'inappétence, un peu de constipat'on.

Le lendemain ou le surlendemain, un accès de fièvre se déclare avec un frisson initial de durée et d'intensité variables. Ce premier stade manque bien rarement, tandis que dans les accès ordinaires de fièvre intermittente simple, il est parfois si peu marqué, qu'il n'est pas accusé par les malades.

La durée du deuxième stade est ordinairement plus longue, puis viennent des sueurs assez profuses qui annoncent la fin de l'accès.

Dans l'intervalle de temps qui sépare le premier accès du second, le malade éprouve une lassitude persistante qui le force à suspendre son service ou ses occupations.

L'état saburral est déjà assez caractérisé pour nécessiter l'emploi d'un vomitif ou d'un éméto-cathartique ; mais très-souvent le malade, habitué à *sa fièvre*, selon l'expression consacrée, ne prévient pas le médecin, il prend une dose de quinine et néglige même parfois cette précaution.

Le lendemain, nouvel accès, dont le frisson initial est plus prolongé et plus fort, et s'accompagne d'une céphalalgie frontale assez vive, de nausées passagères. La courbature lombaire est plus intense. La langue est large, humide, limoneuse ; il y a aussi plus souvent de la constipation que de la diarrhée ; les urines conservent encore leur coloration et leur transparence normales.

La durée moyenne de cet accès est d'environ huit à dix heures.

La fièvre tombe, mais le malade n'éprouve pas la sédation qui suit habituellement l'apyrexie ; il est fatigué et se plaint de douleurs musculaires générales, quoique plus supportables que pendant le paroxysme fébrile.

Quelquefois apparaissent, au début du deuxième stade, des vomissements bilieux, et, plus rarement encore, des urines sanguinolentes; mais il est à supposer que le malade sera alors à son troisième accès, et qu'il n'aura pas tenu compte du premier, dans les commémoratifs fournis au médecin.

Ainsi l'exagération et la persistance de l'état saburral, la constance et l'intensité du frisson initial, la persistance de la lombalgie dans l'intervalle des accès prêtent, à cette première phase de la maladie, une physionomie symptomatique assez différente de celle des accès ordinaires de fièvre intermittente, pour qu'on puisse la considérer comme prémonitoire.

Mais si la fièvre bilieuse hématurique n'est réellement confirmée qu'à dater de l'apparition de l'ictère et de l'hématurie, ces symptômes ne se produisent pas toujours simultanément ni dans un ordre régulier et invariable, l'expression en est souvent modifiée par l'intervention des complications plus ou moins hâtives qui peuvent en troubler la marche, en abréger ou en prolonger la durée, en changer enfin la terminaison.

C'est à ces modifications que la maladie emprunte ses diverses formes de gravité, telles que nous avons essayé de les reproduire dans nos observations cliniques, dont cette étude symptomatologique sera le résumé synthétique.

PREMIER DEGRÉ. — *Fièvre bilieuse hématurique légère.* — C'est dans l'accès qui suit ordinairement les deux accès prodromiques que s'observent les signes confirmatifs, ce qui l'a fait désigner par plusieurs médecins sous la dénomination d'*accès bilieux.*

Ce nouvel accès parcourt les mêmes périodes; mais l'expression en est plus accusée et la durée de chacun des stades est aussi plus prolongée, bien que, dans la pluralité des cas, il conserve le type intermittent.

Si la fièvre devient *rémittente*, les paroxysmes sont rarement exagérés et les rémissions sont franches, accompagnées d'un amendement notable des troubles nerveux dont nous avons déjà signalé l'apparition dans le cours des accès prodromiques.

La céphalalgie, habituellement localisée à la région frontale ou susorbitaire, augmente pendant la période de réaction, puis elle s'efface graduellement pendant le troisième stade, et disparaît presque complétement à la fin de l'accès.

On constate parfois, avons-nous dit, dès le deuxième accès prodromique, un commencement d'ictéricie ; mais elle se produit plus fréquemment au début de l'accès bilieux et se généralise en s'étendant plus ou moins rapidement à toute l'enveloppe cutanée. L'ictère offre alors une teinte jaune dont l'intensité peut varier du jaune clair au jaune safrané ou ocreux.

L'hématurie se déclare souvent aussi au début de l'accès, alors que l'ictère n'est pas encore apparent, ce qui a fait noter ce symptôme comme le premier dans l'ordre d'apparition des signes pathognomoniques de la fièvre bilieuse.

C'est aussi un des premiers phénomènes dont les malades reproduisent plus fidèlement la description dans les commémoratifs fournis au médecin, et auquel ils prêtent instinctivement une signification particulière de gravité qui impressionne toujours leur moral.

Les variétés d'aspect des urines sanguinolentes ne peuvent être mieux exprimées que par les termes de comparaison adoptés par la plupart des médecins qui en ont rapproché la coloration de celle du vin de Porto ou de Malaga, ou d'une décoction concentrée de café.

C'est surtout pendant le stade de chaleur que ces changements de couleur sont le plus distincts ; mais l'intensité de teinte, corrélative de la quantité de sang mélangée à l'urine, est moins forte que dans les degrés supérieurs, quoique les recherches analytiques y démontrent toujours la présence du sang, comme la seule cause efficiente de ce caractère étrange de coloration.

La miction reste facile et assez abondante ; mais, à mesure que l'hématurie augmente, la quantité d'urines évacuées diminue, elles perdent aussi de leur transparence et de leur limpidité, et laissent, par le repos, un sédiment plus copieux.

Un fait clinique très-intéressant à noter, c'est le retour des urines à leur coloration naturelle à la fin de l'accès ; cette transition, qui commence dès le troisième stade, s'opère souvent en quelques heures ; l'hématurie ne reparaît alors que dans l'accès suivant, qui est généralement plus court que le précédent : rarement observe-t-on un troisième accès.

L'hématurie est donc *intermittente* comme le type pyrétique, cette coïncidence trouve son interprétation rationnelle dans l'hyperémie congestive qui accompagne le paroxysme fébrile, et cesse avec lui, tandis qu'elle persiste pendant les rémissions, quoique sensiblement atténuée, si les rémissions sont prolongées.

L'état saburral des voies digestives est plus prononcée ; les malades se plaignent de dyspepsie, d'anorexie, et d'un état nauséeux permanent. La langue, recouverte d'un enduit grisâtre, épais, peu adhérent, est large et humide, sans rougeur à son limbe. La soif est modérée.

Le creux épigastrique est douloureux à la pression de la main, c'est une sensation gravative intermittente ou continue, qui atteint rarement un caractère inquiétant d'acuïté : elle est tantôt nettement localisée à la région de l'estomac, tantôt elle s'irradie vers l'hypochondre droit.

C'est ordinairement dans la période paroxystique de l'accès bilieux que se produisent les vomissements : les premières matières rejetées ne sont presque exclusivement composées que de mucosités mélangées d'une petite quantité de bile, dont la proportion augmente à mesure que les contractions de l'estomac deviennent plus énergiques et plus fréquentes ; bientôt, le malade ne vomit que de la bile pure très-concentrée, et colorée en jaune brun ou en vert porracé.

Ces vomissements actifs fatiguent beaucoup les malades. Séparés par des intervalles irréguliers, au début, et accompagnés de vomituritions bruyantes et pénibles, ils se répètent plus souvent, sont plus faciles et plus abondants ; puis, après une période passagère de calme, ils se renouvellent, par accès, à des distances plus ou moins éloignées ; chaque série d'efforts est suivie d'un affaissement et d'une lassitude générale extrêmes.

Dans l'intervalle des accès, ou pendant les rémissions, les vomissements deviennent plus rares ou cessent complétement.

La quantité de bile évacuée par les vomissements spontanés ou provoqués atteint quelquefois un chiffre très-élevé, et j'ai vu des malades en rendre plus d'un litre, en quelques heures.

En explorant l'hypochondre droit, on constate une augmentation très-appréciable de volume du foie dans tous les sens, sans autre douleur accusée par le malade qu'un sentiment de pesanteur incommode dans la région, et qui s'exagère par la palpation et la percussion.

Le ventre est ordinairement indolore, souple et libre.

La constipation s'observe plus souvent que la diarrhée.

La courbature lombaire qui accompagne les accès de fièvre intermittente simple acquiert ici un caractère exceptionnel de fixité et de persistance très-important, et qui se rattache évidemment aux perturbations fonctionnelles de l'acte rénal.

Elle est plus nettement localisée dans la région des lombes, à la hauteur des reins, et s'irradie vers l'hypogastre dans la direction du trajet des uretères; son acuïté est souvent assez forte pour arracher des cris et des plaintes incessantes aux malades, en proie à une agitation et à une insomnie opiniâtres.

Cette lombalgie douloureuse diminue pendant la période de détente de l'accès fébrile, mais elle ne cesse jamais complétement, tant que les urines restent sanguinolentes, et son summum d'intensité correspond souvent avec la violence du paroxysme fébrile et avec le degré de gravité des troubles de la sécrétion urinaire.

Ainsi caractérisé, ce premier degré de la fièvre bilieuse hématurique a une marche régulière; dès le troisième ou le quatrième jour, on note un amendement favorable; l'ictère tend à s'effacer, les urines reprennent leur coloration normale, les vomissements ont cessé, l'appétit revient, et le septième jour, au plus tard, la convalescence se dessine très-franchement. Dans cette forme bénigne, la fièvre bilieuse hématurique n'a pas une durée moyenne de plus de douze à quinze jours à dater de l'apparition des signes confirmatifs de la maladie jusqu'à leur disparition complète.

Deuxième degré. — *Fièvre bilieuse hématurique grave.* — La transition du premier au deuxième degré s'observe rarement, car, dès le premier accès, on peut juger, par l'expression spéciale des symptômes pathognomoniques, du degré prochain de gravité de l'affection.

Si l'on constate en effet, dès le début, une ictéricie générale dont l'apparition est alors confirmée dans le cours du deuxième accès prodromique, des vomissements bilieux fréquents et abondants, des urines plus rares et plus foncées en rouge, très-sédimenteuses et donnant par les réactifs une forte proportion d'albumine; une rachialgie lombaire intense, de l'épigastralgie accompagnée de douleurs gravatives dans l'hypochondre droit; l'ensemble de ces symptômes implique un degré plus élevé de gravité, et la marche de la maladie ne tardera pas à justifier ces prévisions défavorables.

L'accès débute par un frisson violent et prolongé, la céphalalgie est plus douloureuse; l'expression du facies, l'attitude du malade, dénotent un abattement profond.

La période de réaction ne s'établit qu'avec hésitation; puis, lorsque la chaleur est revenue, le pouls qui était serré prend plus d'ampleur et de résistance, mais il n'est pas plein et dur comme dans les phlegmasies franches, il est plutôt nerveux, vibrant, et l'on sent qu'il s'efface sous la pression du doigt.

A cette phase de la pyrexie, la face se congestionne, et la coloration rouge des téguments, se fondant avec la teinte ictérique, présente un aspect rouge brun qui est moins apparent lorsque l'ictère a déjà un degré avancé.

Les troubles de l'innervation se traduisent par une douleur vive, aiguë par instants, au centre épigastrique, le malade accuse en même temps un ou deux points hépatalgiques, plus ordinairement circonscrits au niveau du bord tranchant du foie, dont l'augmentation, en volume, peut être nettement délimitée par la percussion.

C'est dans ces conditions que l'on constate qu'il déborde les fausses côtes et refoule le diaphragme jusqu'à la hauteur du quatrième et même du troisième espace intercostal. Les dimensions peuvent aussi porter plus spécialement sur le lobe moyen qui s'étale au-devant de l'estomac, jusque dans l'hypochondre gauche.

La palpation aidée du plessimètre fait aussi reconnaître une augmentation notable du volume de la rate, sans que cette exploration détermine de douleur localisée dans la région splénique.

La rachialgie lombaire est presque continue, très-douloureuse; les mouvements nécessités par le changement d'attitude et de décubitus deviennent fort pénibles pour le malade, et ajoutent à l'état de souffrance déjà très-grand qu'il éprouve par suite des autres manifestations morbides.

Cette période paroxystique dure environ six à huit heures, et se termine par une abondante diaphorèse.

L'intervalle apyrétique, dans les cas de moyenne gravité, peut être assez prolongé pour constituer une véritable intermittence, mais, le plus souvent, après quelques heures de détente, la fièvre revient avec le même cortége de symptômes; les rémissions sont plus courtes et plus irrégulières, et la sédation qui les suit est moins complète et plus passagère.

Si l'accès commence le matin, il cède dans l'après-midi, pour reprendre vers le soir, et la rémission a lieu dans la nuit.

Ce paroxysme vespérien est assez constant; il est rare qu'on observe plus de deux paroxysmes dans le même nycthémère.

Lorsque l'ictère est déjà apparent au début de la maladie, la coloration ictérique semble terne et comme terreuse pendant toute la durée du frisson initial; mais dès que se produit le mouvement d'expansion périphérique qui annonce le retour progressif et l'élévation de la calorification, l'ictère se prononce davantage, et peut atteindre très-rapidement à son summum d'intensité.

Chez plusieurs malades qui, à la visite du matin, ne présentaient qu'une suffusion subictérique très-légère, la teinte jaune des téguments était très-prononcée le soir, et cette transition s'était opérée en moins de trois heures, pendant la période de réaction. Dans ces conditions, on observe une hyperémie congestive manifeste de la face, les yeux sont brillants et larmoyants, les conjonctives injectées, et ces symptômes s'effacent à mesure que l'ictère se généralise et prend une teinte jaune plus concentrée.

Quand la suffusion bilieuse est à son summum d'intensité, il semble que la peau ait été badigeonnée avec une décoction de safran; elle prend plus rarement la teinte ocreuse, mais dans la plupart des cas, elle a un aspect gras, huileux, comme si la bile transsudait véritablement à travers les pores de l'enveloppe cutanée.

Cependant, je n'ai jamais vu les sueurs, la salive, ni d'autres excrétions colorées en jaune, alors que la sérosité exhalée des vésicatoires contenait une notable proportion de bile.

Dans certaines circonstances où l'apparition de l'ictère est plus tardive et plus lente, la coloration jaune est moins uniforme et moins franche; cette hésitation des caractères objectifs de l'ictéricie indique déjà un plus haut degré de gravité de la maladie.

L'ictère reste ainsi stationnaire pendant plusieurs jours, et lorsque l'affection entre dans une voie favorable de résolution, il décroît lentement pour faire place à la teinte terreuse, ca-

ractéristique de l'anémie cachectique qui suit les atteintes de
fièvre bilieuse hématurique grave.

Les urines sont, dès le début, fortement sanguinolentes
et spumeuses, et composées de sang pur, la proportion d'albumine y est alors très-élevée. Leur coloration rouge foncé
s'affaiblit un peu, pendant la rémission, mais elles ne reprennent jamais leur coloration physiologique, et c'est là un des
caractères pathognomoniques de la forme grave.

La quantité d'urines sanguinolentes, évacuée en vingt-quatre
heures, varie de 150 à 200 grammes, elle est donc toujours
inférieure à la moyenne normale; mais à quelque évaluation
qu'elle atteigne, l'hématurie ne présente jamais, par son abondance et sa continuité, les caractères d'une hémorrhagie com-
promettante pour l'existence.

Ainsi que nous l'avons établi plus haut, l'abondance de la
sécrétion urinaire est en raison inverse de la quantité de sang
mélangée à l'urine.

Les vomissements bilieux sont très-fréquents et deviennent
parfois incessants et incoercibles; en général, ils sont très-
abondants pendant le paroxysme fébrile; ils s'opèrent sans
efforts, comme par régurgitation.

La quantité de bile rendue par la bouche et par les selles
est quelquefois considérable; je l'ai estimée de mille à douze
cents grammes, en quelques heures. L'aspect de la bile indique
un état exceptionnel de concentration, elle est très-colorée en
jaune ou en vert, filante et visqueuse. Son odeur est forte,
nauséeuse, et elle se corrompt promptement à l'air libre.

Dans quelques cas, une diarrhée bilieuse se déclare; les
selles sont en partie composées de bile pure très-brune ou
noirâtre; elles sont poisseuses, adhérentes au vase, et exhalent
une odeur bilieuse très-désagréable.

La tendance de la maladie vers une heureuse terminaison
s'annonce par un amendement progressif des principaux symptômes, les rémissions se régularisent et se prolongent; l'ictère
pâlit, les urines sont plus abondantes et moins colorées en
rouge, la miction est moins pénible; les vomissements bilieux
s'éloignent, la langue se nettoie; tous les phénomènes névralgiques participent à cette sédation de bon augure, et la convalescence, quoique lente et indécise, ne tarde pas à s'établir
sûrement. L'appétit renaît, les forces se relèvent, et dès le

quinzième jour, le malade peut être considéré comme hors de danger.

Mais l'aggravation rapide des symptômes pathognomoniques, l'irrégularité et la violence des paroxysmes fébriles, le peu de durée des rémissions, l'exagération et la persistance de la lombalgie, annoncent la transition du 2ᵉ au 5ᵉ degré, et bientôt surviennent des complications qui ajoutent à la gravité du pronostic et constituent la forme la plus grave de la maladie.

Troisième degré. — *Fièvre bilieuse hématurique très-grave.* — Après quelques oscillations irrégulières dans le retour du paroxysme fébrile, et la durée des rémissions, la fièvre devient continue, mais le pouls, toujours dépressible, donne 110 à 120 pulsations.

L'état de faiblesse et d'affaissement augmente et se change en une véritable prostration, alternant avec de l'agitation nerveuse, de l'insomnie, des rêvasseries ou du subdelirium, et le malade tombe dans le coma.

L'enduit saburral de la langue se dessèche, prend une couleur brune due à la présence d'un enduit fuligineux qui recouvre aussi les gencives.

Les vomissements sont tout à fait passifs ; la bile est rendue sans effort, à pleine bouche, selon l'expression consacrée.

Bientôt se déclare un hoquet plus ou moins fréquent, tantôt continu, tantôt par crises passagères distancées par des intervalles de temps inégaux.

La sensibilité épigastrique est plus obtuse, la rachialgie lombaire moins intense.

L'ictère pâlit et prend une teinte terne et terreuse ; dans quelques circonstances, la suffusion biliaire présente, quelques heures avant la mort, une coloration plus intense, qui augmente encore après décès.

C'est dans cette forme qu'apparaissent les pétéchies que nous avons observées une seule fois, de même que la couleur brune, sanguinolente de la sérosité du vésicatoire.

La bile rendue par les selles est si concentrée que sa coloration noire a pu faire croire que le malade rendait du sang ; mais nous n'avons jamais vu d'hémorrhagie passive de l'intestin se produire sans qu'il y eût complication d'une affection aiguë intercurrente, tout à fait étrangère à la symptomatologie caractéristique de la fièvre bilieuse.

La diarrhée bilieuse n'est jamais une complication sérieuse par l'abondance et la fréquence des évacuations.

Les urines deviennent très-rares, noires, troubles et sédimenteuses; elles ne contiennent presque que du sang; parfois, il y a anurie complète, et ce symptôme est des plus graves pour le pronostic. Dans quelques cas, elles ne présentent plus de traces de sang, quelques heures avant la mort, mais elles sont toujours rendues en très-faible quantité.

L'intelligence s'affaisse; les impressions des sens spéciaux s'émoussent, sont plus obtuses; le malade ne semble pas avoir la conscience des perceptions extérieures, cependant il n'y a pas d'incohérence absolue dans les idées, et l'agonie est, le plus habituellement, calme, sans agitation et sans délire bruyant.

Lorsque prédominent les accidents ataxiques, l'agonie est plus courte et plus douloureuse, et le malade peut succomber dans une crise asphyxique dépendante d'une affection organique du cœur, ou de la présence de volumineux caillots organisés dans les principaux troncs vasculaires; ou enfin, d'un épanchement de sérosité dans le péricarde. Cette complication s'observe moins souvent que l'adynamie et le coma.

La mort n'est pas toujours la terminaison fatale de la fièvre bilieuse hématurique très-grave, et, malgré la complication fâcheuse des symptômes que nous avons décrits, on peut encore en espérer la modification favorable, si la constitution du malade n'a pas été trop profondément débilitée, et si l'affection a été traitée à son début.

Quelque rapide que soit cette aggravation de la maladie, elle est assez souvent précédée d'une période de calme apparent qui pourrait inspirer au médecin une trompeuse sécurité, s'il en méconnaissait la véritable signification, car l'état général du malade, malgré cette sédation passagère, indique une prostration plus grande des forces; et l'invasion prochaine des phénomènes adynamiques ou ataxo-adynamiques, contre lesquels viennent échouer tous les moyens de traitement.

Mais si cet état de calme coïncide avec un amendement progressif antérieur des symptômes locaux et généraux, on pourra concevoir des prévisions plus rassurantes sur l'issue de la maladie.

La mort survient dans le cours du deuxième septénaire, quelquefois dans un délai beaucoup plus rapproché du début de la

maladie, mais il ne faut pas avoir une confiance trop absolue
dans les commémoratifs fournis par le malade, car nous avons
vu souvent qu'ils étaient fautifs, quant à la date précise de l'invasion.

Nous ne parlons pas des cas exceptionnels où la fièvre bilieuse
hématurique se complique d'un accès pernicieux, algide, ataxique ou comateux ; la rapidité de la mort ne peut être imputée
qu'à la perniciosité, ainsi que le démontre le degré peu avancé
des altérations anatomo-pathologiques spéciales à la fièvre bilieuse hématurique.

Terminons par quelques considérations sur la valeur relative
et absolue de chacun des principaux symptômes dans les trois
formes que nous avons assignées à la maladie.

L'intensité de l'ictère n'est pas toujours en rapport direct avec
le degré de gravité de l'affection, et c'est plutôt aux caractères
qui président à son apparition et à son développement, qu'il
faut attribuer une valeur séméiotique plus significative. Ainsi,
l'ictère se produit sans hésitation, se généralise promptement
dans les deux premiers degrés, tandis que dans la forme la plus
grave on voit la suffusion biliaire indécise dans la manifestation de ses caractères objectifs ; ce n'est parfois que quelques
heures avant la mort que la teinte jaune de la peau est plus
franchement accusée, et cette coloration augmente d'intensité
après la mort.

La fréquence et l'abondance des vomissements indiquent
aussi une prépondérance plus marquée de l'*état bilieux*, et,
comme l'ictère, ils en sont la traduction symptomatique la plus
immédiate. Ce caractère est plus accusé dans le deuxième degré ; dans le troisième, ils deviennent passifs ou se suppri-
ment brusquement.

L'abondance de la sécrétion urinaire diminue en proportion
directe du degré de gravité de la fièvre bilieuse, et l'anurie en
est la caractéristique la plus accusée. Ainsi, l'abaissement de la
quantité totale des urines évacuées dans une période de vingt-
quatre heures, comparée à la moyenne physiologique, est un
fait d'observation constant dans le cours de la maladie, quelque
forme qu'elle affecte ; et l'intensité de coloration des urines sanguinolentes est toujours corrélative de la proportion de sang
qu'elles contiennent ; cette proportion s'élève d'autant plus
que la sécrétion urinaire est moins abondante.

P. E. Barthélemy-Benoit.   5

Dans cette étude générale de l'expression symptomatique de
la fièvre bilieuse hématurique, nous nous sommes efforcé d'en
reproduire les traits les plus saillants, car on comprend que
selon les idiosyncrasies, et surtout selon les influences qui ré-
gissent la constitution médicale des époques saisonnières, la
maladie ne présente pas toujours une marche rigoureusement
identique à la description que nous en avons tracée. Ce sont
des nuances accidentelles qui, le plus souvent, ne comportent
pas d'indications spéciales de traitement, et ne peuvent qu'al-
térer passagèrement la physionomie des symptômes pathognomoniques.

CHAPITRE IV

RÉPARTITION GÉOGRAPHIQUE DE LA FIÈVRE BILIEUSE HÉMATURIQUE DANS LES DIFFÉRENTES LOCALITÉS DU SÉNÉGAL, DE LA COTE D'OR ET DU GABON

Nous résumerons, dans ce chapitre, les caractères variés de
la fièvre bilieuse hématurique observée dans différentes localités
du Sénégal, pour en compléter la description, et mettre en
relief les modifications plus ou moins accusées que lui impriment les conditions hydrotelluriques des milieux où elle se
produit.

Dans cet aperçu rapide de géographie médicale, nous n'au-
rions pu comprendre, sans dépasser les limites naturelles de notre travail, l'étude de la fièvre bilieuse des Antilles, de la Guyane,
de la Réunion et de Madagascar ; nous en rappellerons les caractères les plus saillants, en traitant du diagnostic différentiel,
pour les comparer à ceux que nous avons assignés à la fièvre
bilieuse hématurique du Sénégal.

§ I. **Saint-Louis.** — Il n'y a pas, entre la fièvre bilieuse hématurique observée à Saint-Louis et celle de Gorée, de dissemblance réelle ; ce sont deux affections endémiques parfaitement
identiques pour la phénoménisation spéciale, la marche et la
terminaison de la maladie.

§ II. **Dagana.** — Le poste militaire de Dagana, construit
en 1821 sur la rive gauche du Sénégal, à trente lieues environ
au nord de Saint-Louis, a été, pendant longtemps, notre seul
comptoir important dans le fleuve.

Bien que la collection des rapports adressés au chef-lieu par
es nombreux médecins qui ont tour à tour résidé à Dagana re-

monte à une époque assez éloignée (1825), je n'y ai trouvé aucune mention de la fièvre bilieuse hématurique.

L'observation clinique détaillée, relatée dans la thèse inaugurale de M. Borius [1], chirurgien de deuxième classe, chargé
du service médical de Dagana en 1862, ne laisse aucun doute
sur l'identité d'origine, de symptômes et de marche de la fièvre
bilieuse hématurique qu'il a observée dans cette localité avec
celle que nous avons décrite à Saint-Louis et à Gorée.

D'après l'opinion de plusieurs autres médecins, qui ont également habité Dagana, les cas assez graves de fièvre bilieuse
hématurique ,qui s'y manifestent sont identiques avec ceux
qu'ils avaient pu déjà observer à Saint-Louis ou à Gorée.

§ III. **Bakel.** — L'effectif numérique de la garnison euro-
péenne du poste de Bakel est relativement assez élevé et en rapport avec l'importance militaire et commerciale de cet établissement qui, pendant huit mois de l'année, n'a d'autre
communication avec le chef-lieu de la colonie que par l'intermédiaire des courriers noirs qui portent la correspondance
mensuelle.

Le médecin qui y est attaché n'a donc pas, comme celui de
Podor et Dagana, la possibilité d'évacuer ses malades sur l'hôpital de Saint-Louis pendant ce laps de temps, et à l'époque
où cette communication est possible par les bateaux à vapeur, la
longueur de la traversée rend encore cette évacuation peu
praticable pour des hommes trop gravement malades.

Tous les documents que j'ai consultés sur les influences pathogéniques qui dominent à Bakel présentent, dans l'ordre de
fréquence le plus habituel, les fièvres intermittentes, la dysenterie et l'hépatite.

Les fièvres intermittentes y sont très-tenaces, et revêtent souvent le caractère pernicieux.

L'état bilieux et l'embarras gastrique sont une des complications constantes de la fièvre paludéenne. A différentes époques,
on y a observé de véritables épidémies de fièvre bilieuse grave,
dont la dernière a causé une mortalité désastreuse dans le personnel européen (octobre et novembre 1861).

Dans les circonstances ordinaires, la fièvre bilieuse hématurique n'y offre pas de caractères symptomatiques différentiels

---

[1] *Quelques considérations médicales sur le poste de Dagana (Sénégal),* thèse
inaugurale. Montpellier, mai 1864, n° 30, p. 44

tranchés qui la distinguent de celle des autres points dont nous avons déjà parlé ; les complications accidentelles qui lui donnent une gravité insolite tiennent aux conditions hydrotelluriques spéciales de la localité ; aussi, la moyenne de la mortalité y est-elle proportionnellement plus élevée que dans les autres postes.

§ IV. **Kéniéba.** — L'établissement de Kéniéba, abandonné depuis 1861, fut fondé en 1858 pour l'exploitation des mines d'or du Bambouck.

Notre collègue, le docteur Loupy, qui fut chargé, pendant quatorze mois, du service médical de Kéniéba, a pris pour sujet de sa thèse inaugurale une des principales affections qu'il eut à combattre, et à laquelle il a donné le nom de *fièvre ictérohémorrhagique*.

C'est, je crois, le seul travail spécial qui ait été publié sur la fièvre bilieuse hématurique du Sénégal [1].

Une excellente analyse de cette thèse a été publiée dans les *Archives de médecine navale* [2].

Les cas observés dans cette localité par le docteur Loupy n'offrent quelque dissemblance avec les nôtres que par la forme exceptionnellement grave qu'a revêtue la maladie épidémique, à Kéniéba, sous l'influence de conditions hygiéniques détestables et d'une constitution médicale particulière.

§ V. **Médine.** — Médine, fondé en 1855, est de tous nos établissements militaires, dans le haut Sénégal, le plus éloigné du chef-lieu de la colonie (200 lieues environ).

Les fièvres intermittentes, la dysenterie et l'hépatite, y sont parfois très-graves, en raison des chaleurs débilitantes exagérées qui y règnent à certaines époques de l'année, surtout avant l'hivernage, où l'on observe des écarts de température de près de 50 à 40 degrés, dans le même nycthémère.

Dans l'arrière-saison de l'hivernage, après le retrait des eaux qui transforment les environs du poste en un véritable marais très-étendu, les fièvres ont une grande tendance à la perniciosité algide, ataxique ou comateuse, et très-souvent aussi elles se compliquent d'un état bilieux très-prononcé.

M. Joubert, qui a commandé ce poste pendant quatorze mois, de 1858 à 1859, a eu à traiter trois cas de fièvre bilieuse hématurique confirmée, qui, par leur gravité et leur physionomie

[1] *De la fièvre ictérohémorrhagique*, thèse inaugurale. Montpellier, mai 1862.
[2] *Archives de médecine navale*, t. 1er, p 458.

particulière, se rapprochent beaucoup de ceux qu'observait M. Loupy, à Kéniéba, à la même époque.

Les trois malades ont guéri ; et M. Joubert attribue cet heureux résultat au traitement spécial qu'il a suivi et dont je parlerai plus loin.

§ VI. **Arrondissement de Gorée.** — L'arrondissement de Gorée comprend, dans sa circonscription administrative, les ports de Dakar, Rusfisque, Portudal, Joal, situés sur le littoral de la mer (Kaolak au fond de la rivière Saloum, à trente lieues du bord de la mer); Mbid'sem, Pout, Thiès, dans l'intérieur, ainsi que ceux de Carabane et de Sed'hiou, dans la rivière Casamance (Sénégambie).

En résumant les nombreux documents que j'ai pu recueillir sur ces différentes localités, il résulte que les manifestations ordinaires de la fièvre bilieuse hématurique s'y présentent sous des traits identiques, lorsque des complications accidentelles ne viennent pas en masquer la phénoménisation régulière.

§ VII. **Établissement de la Côte d'Or.** — Les établissements français fondés sur cette partie de la côte occidentale d'Afrique sont représentés par les trois postes militaires de Grand-Bassam, de Dabou et d'Assinie, destinés à protéger les comptoirs des traitants européens qui s'y sont établis.

Il ressort des appréciations divergentes émises par les divers médecins qui ont séjourné dans ces postes que la fièvre bilieuse hématurique n'est pas inconnue à la Côte d'Or, et que, dans les cas ordinaires, elle est manifestement identique à la fièvre bilieuse hématurique du Sénégal ; mais, ainsi que l'ont remarqué MM. Legrain, Cerf-Mayer, Mac-Auliffe, Gestin, Toucas, Martin (Démosthène), Borius, Gouez, Tourbiez et O'Neil, la fièvre bilieuse affecte une marche rémittente ou continue, et revêt un caractère de gravité exceptionnel par l'intervention des complications qui en modifient les symptômes ordinaires et en transforment, pour ainsi dire, le véritable caractère par la prédominance marquée de l'élément morbide intercurrent.

C'est alors qu'elle règne épidémiquement, décimant le personnel européen de nos comptoirs, et faisant, dans nos rangs, de nouvelles victimes, dont le nombre vient augmenter la liste nécrologique, déjà bien longue, de nos collègues qui ont succombé aux maladies endémiques de ces parages inhospitaliers.

§ VIII. **Établissement du Gabon.** — Les documents très-intéressants recueillis par MM. Bourse et Griffon du Bellay démontrent très-nettement l'existence de la fièvre hématurique du Gabon, et son identité avec celle du Sénégal.

Tous les chirurgiens-majors qui se sont succédé dans la direction du service de santé de la division navale de la côté occidentale d'Afrique, MM. Raoul, Lannaud, Fonssagrives, Lesueur, Griffon du Bellay, Bourse, etc., ont fait cette remarque importante sur l'immunité que confère, au Gabon, le séjour à bord des navires de la station contre l'invasion de la fièvre bilieuse : on ne l'observe que sur des hommes habitant à terre ou ayant contracté la maladie à terre.

De nouveaux faits viendront, sans doute, confirmer l'opinion que nous avons émise sur l'identité de la fièvre bilieuse hématurique du Gabon et du Sénégal, d'après les observations cliniques que nous avons résumées.

CHAPITRE V

ÉTIOLOGIE

> « La fièvre bilieuse grave n'est pas endémique dans les climats des tropiques : elle est étrangère à ceux où ne règne pas la fièvre paludéenne; elle se rencontre, au contraire, dans tous ceux qui sont habités par les formes graves de fièvres maremmatiques. Donc les éléments de la météorologie qui caractérisent les climats torrides ne suffisent pas pour la produire. Il faut, de plus, l'influence d'un sol marécageux. »
>
> (DUTROULAU, *loco citato*, p. 265.)

L'appréciation des causes essentielles qui président à l'apparition de la fièvre bilieuse hématurique dans les différentes localités où elle se produit se trouve implicitement exposée dans les chapitres consacrés à la symptomatologie de cette affection, à l'examen des altérations anatomo-pathologiques, à l'étude de sa marche et de sa répartition géographique.

Mais il importe d'examiner d'une manière plus précise les influences pathogéniques générales et locales qui lui donnent naissance.

L'origine paludéenne de la fièvre bilieuse hématurique est un fait d'observation irréfutable, car on ne l'observe que dans les localités où se trouvent réunies toutes les conditions hydrotelluriques qui président à l'éclosion des fièvres palustres, comme dans la plupart des postes militaires du Sénégal et de la Sénégambie.

Lorsque les pluies torrentielles de l'hivernage déterminent la crue rapide du Sénégal et de ses affluents, le fleuve déborde de tous côtés et recouvre des étendues immenses, au voisinage des postes riverains.

C'est ainsi que s'alimentent, chaque année, les lacs et les marigots de l'intérieur qui se réunissent et se confondent, dans certaines localités, en une vaste nappe d'eau ; ils redeviennent ensuite indépendants les uns des autres, par le retrait progressif de l'inondation.

Dans quelques zones du littoral, les marigots et les lacs sont parfois en communication directe avec la mer, et leurs eaux sont très-saumâtres ; dans d'autres régions, comme dans le Cayor et le Diander, on rencontre des lacs d'eau douce et d'eau saumâtre.

La ligne des Niayes, dans le Cayor, présente une succession de pièces d'eau, variables en étendue, alimentées pendant l'hivernage, par les pluies qui en élèvent le niveau et les font presque toutes communiquer entre elles.

Pendant la saison sèche, les eaux se retirent en partie, lentement absorbées par l'évaporation et par leur pénétration dans le sol, selon la constitution géologique du terrain.

Il existe des lacs et des marigots étendus qui n'assèchent jamais, mais les moins considérables ne représentent plus, à la fin de la saison sèche, que des mares boueuses d'où s'exhalent des miasmes fétides. En général, ils ont peu de profondeur, le fond est constitué par un terreau argileux, noirâtre, qui favorise le développement d'une végétation luxuriante de plantes aquatiques dont les caractères sont très-nettement tranchés, selon la qualité douce ou saumâtre des eaux.

Sur les bords et dans un rayon assez étendu de leur voisinage, la végétation présente une abondance et une vigueur exceptionnelles qui contrastent avec l'aridité et la sécheresse des zones dépourvues d'eau, situées à peu de distance.

Lorque, après le retrait des eaux, s'opère à l'air libre, sous la double influence si puissante de la chaleur et de l'humidité, la décomposition de cette végétation en partie cachée sous l'eau pendant un temps variable, le miasme paludéen se dégage de ces détritus végétaux, son activité toxique s'accroît et il apparaît dans toute son intensité.

Le sol marécageux est ainsi constitué et sa sphère d'action peut encore s'étendre au delà de ses limites naturelles, selon la direction habituelle des vents qui transportent, à distance, ses effluves délétères, et, avec eux, le miasme fébrigène dont l'influence pathogénique domine, on peut le dire, l'étiologie des endémies propres au Sénégal, sous quelque forme que se traduise son action sur l'organisme.

Ainsi s'explique la proportion numérique, si élevée au Sénégal, des cas de fièvre intermittente paludéenne, leur ténacité, leurs récidives fréquentes ; et si, par sa gravité absolue, cette affection ne compromet pas aussi immédiatement l'existence, elle n'en porte pas moins une atteinte lente et profonde à la constitution des hommes.

Elle est, à ce titre, une des causes prédisposantes principales de l'invasion des autres endémies et de leur aggravation plus ou moins prompte selon les tempéraments individuels et les idiosyncrasies.

La fièvre bilieuse hématurique ne se déclare jamais chez des sujets indemnes d'atteintes antérieures de fièvre intermittente paludéenne ; quelque résistance qu'ils aient offerte à l'intoxication palustre des localités où ils ont résidé, tous accusent des accès récidivés de fièvre ; la plupart portent la cachet de la cachexie maremmatique.

Les accès prodromiques qui précèdent toujours l'invasion de la fièvre bilieuse hématurique, le type intermittent ou rémittent qu'elle revêt dans les deux premières périodes ne constituent-ils pas plus qu'une présomption à l'appui de cette origine paludéenne ?

Gorée est un petit îlot basaltique éloigné de tout foyer palustre ; aussi, les fièvres intermittentes paludéennes contractées dans la localité même y sont-elles très-rares : jamais je n'y ai observé un seul cas de fièvre bilieuse hématurique sur les Européens que leurs occupations ou leurs fonctions spéciales forcent à y habiter, et qui n'ont avec le continent que des communications passagères.

La constitution du sol de Gorée est donc tout opposée à celle des terrains marécageux ; aussi dirige-t-on, de Saint-Louis sur Gorée, des valétudinaires fiévreux ou dysentériques, pour y affermir leur rétablissement.

C'est là, il faut le reconnaître, une immunité départie à un bien petit nombre de nos établissements au Sénégal, car, par leur position topographique et le concours des causes générales que j'ai exposées plus haut, ce sont autant de foyers d'intoxication palustre où l'élaboration du miasme fébrigène y est plus ou moins activée et son influence pathogénique plus accusée, selon les conditions hydrotelluriques locales.

Un sujet ne sera donc pas exposé à contracter la fièvre bilieuse hématurique dès son arrivée au Sénégal, car elle ne se déclare que chez les hommes qui ont séjourné dans une localité palustre, quelque éloignée que soit la dernière atteinte de fièvre paludéenne.

Il peut, en effet, arriver qu'au moment de l'apparition des symptômes de la fièvre bilieuse le malade n'ait pas ressenti, depuis longtemps, les effets de l'impaludation ; on sait, du reste, que l'incubation du miasme palustre est plus ou moins longue selon les sujets et les conditions de milieux où ils sont appelés à vivre.

Ainsi, il n'est pas rare, à Gorée, d'observer des fièvres intermittentes très-tenaces chez des hommes qui n'avaient jamais eu un accès de fièvre pendant leur séjour dans les postes qu'ils venaient de quitter.

Un autre fait d'observation non moins intéressant à citer, c'est que la plupart des personnes qui résident habituellement à Saint-Louis, et qui, à l'époque de l'hivernage, sont appelées, par les exigences du service ou de leurs intérêts commerciaux, à faire une excursion dans le haut Sénégal, n'éprouvent aucune indisposition sérieuse pendant toute la durée de leur séjour dans le fleuve ; ce n'est, le plus souvent, qu'après leur retour à Saint-Louis qu'elles sont atteintes par la fièvre paludéenne, dont les manifestations prennent souvent un caractère pernicieux très-grave.

Aussi est-il de tradition, après ces excursions dans le fleuve, de prendre chaque jour, pendant quelque temps, du sulfate de quinine comme moyen préventif, et plusieurs officiers ou fonctionnaires de la colonie ont eu à regretter d'avoir négligé de se soumettre à cette mesure de prudence, dont l'omission a eu, pour quelques-uns, de regrettables conséquences.

Tous les malades atteints de fièvre bilieuse hématurique que j'ai traités comptaient, en moyenne, un séjour d'un an à dix-

huit mois au Sénégal et j'ai dit que les soldats disciplinaires,
dont l'arrivée dans la colonie était plus récente et qui avaient
été atteints de la même affection, avaient été pour la plupart
fortement éprouvés par les fièvres paludéennes de l'Algérie.

Les preuves abondent, on le voit, pour mettre en évidence
l'origine paludéennne de la fièvre bilieuse hématurique, et
aujourd'hui c'est un fait admis, sans discussion, par nos collègues de la marine qui ont étudié la maladie au Sénégal.

Mais il n'est pas aussi facile de déterminer le principe essentiel de causalité de l'élément bilieux qui, selon la remarque de
M. Dutroulau (p. 264), n'est pas une manifestation morbide
particulière aux localités marécageuses.

Les phénomènes atmosphériques prédominants au Sénégal,
pendant l'hivernage et son arrière-saison, se traduisent par une
exagération extrême de chaleur et d'humidité et en même
temps par une production plus grande d'électricité; ces influences météorologiques impriment un cachet spécial à la constitution médicale régnante; elle se révèle par la fréquence et
la gravité insolite des maladies qu'on observe à cette époque
de l'année.

C'est alors qu'on voit apparaître l'élément bilieux qui prend
un rôle prépondérant dans la symptomatologie de toutes les affections endémiques.

C'est aussi l'époque où se produisent les cas les plus graves
de fièvre bilieuse hématurique.

Nous ne pouvons que constater ce rapport de cause à effet
sans nous aventurer, pour en saisir le lien essentiel, dans le
champ des hypothèses invoquées par plusieurs auteurs pour élucider cette question. Cherchons toutefois parmi ces doctrines
celles qui touchent de plus près à notre sujet d'étude, de manière à ne négliger aucun des éléments susceptibles de prêter
quelque intérêt à nos recherches.

A l'époque du règne exclusif et trop absolu des anciennes
doctrines iatrochimiques de la pathologie humorale la fièvre
bilieuse devait, plus naturellement que toute autre maladie,
trouver son interprétation, sa raison d'être, dans l'altération
supposée, plutôt que démontrée, de la bile que l'on considé-
rait comme l'une des humeurs les plus susceptibles d'entrer
en fermentation, en raison, peut-être, de l'obscurité de son
rôle physiologique.

Sydenham, Stoll, Pinel, Broussais, P. Franck vinrent opposer tour à tour à ces théories d'autres idées non moins exclusives et, disons-le, non moins problématiques, quant à l'étiologie essentielle de l'élément bilieux.

L'incertitude de ce problème provoqua encore de nouvelles recherches; il me suffira de citer les noms d'Annesley, Boudin, Haspel, Griesinger, Frerichs, Dutroulau, pour signaler la valeur des écrits qu'ils ont publiés sur les affections bilieuses.

Quelques publications spéciales de plusieurs de nos collègues de la marine ont aussi apporté des matériaux utiles à la recherche de la genèse de l'ictère.

Mais il n'en reste pas moins, pour résoudre complétement le problème. à dégager la principale inconnue, c'est-à-dire à saisir l'action du miasme palustre qui, au Sénégal, semble se concentrer plus spécialement sur la glande hépatique.

Tous les médecins qui ont résidé dans nos colonies équatoriales ont signalé l'exagération de l'activité fonctionnelle du foie et une hypersécrétion biliaire permanente, comme une des principales modifications que subit l'Européen dans les pays chauds. Pendant un temps plus ou moins long, elle n'occasionne aucun dérangement dans son état habituel de santé. C'est cet état d'adaptation au climat que quelques praticiens ont désigné, à tort, sous le nom de tempérament colonial.

« Mais, dit M. Touchard[1], cette prédisposition est-elle suffisante pour expliquer les symptômes bilieux qui accompagnent souvent chaque accès, et ne peut-on pas admettre une action paludéenne directe sur l'organe sécréteur de la bile? Pour ma part, dit-il, je suis disposé à penser que l'élément miasmatique (cet agent inconnu des pays à marais), en circulation dans l'économie, allant de préférence atteindre cet organe, donne lieu à ces sécrétions qui, dans les fièvres bilieuses, étonnent par leur abondance. »

Nous citons toujours de préférence les appréciations de ceux de nos collègues qui ont résidé au Sénégal et à la côte occidentale d'Afrique, parce qu'ils se sont trouvés dans les mêmes conditions que nous pour observer et juger les faits et en déduire des conclusions qui, bien qu'elles ne coïncident pas tou-

[1] Thèse citée, p. 24.

jours avec notre manière de voir, n'en ont pas moins leur valeur et leur enseignement.

M. Fonssagrives[1], dans le chapitre spécial qu'il consacre à l'infection palustre des climats chauds, admet la complexité des miasmes marécageux ; « ce sont, dit-il, des molécules cadavériques, végétales et animales à la fois, empruntées aux espèces vivantes les plus variées ; rien ne nous dit qu'elles aient les mêmes propriétés pathogéniques, et nous concevons très-bien que des maladies de nature variée puissent être le résultat de leur absorption. » (Page 597.)

« Si les parties basses ou marécageuses de la France étaient soumises aux conditions climatériques des pays chauds, elles deviendraient sans nul doute le théâtre des endémies infectieuses propres aux régions torrides. » (Page 401.)

Voici comment s'exprime M. Gestin[2] sur la non-identité des miasmes palustres et les influences pathogéniques différentes des localités où ils sont engendrés :

« Faut-il croire, dit-il (page 56), à l'invariabilité de composition du miasme végétal ?

« Il est impossible de se prononcer à cet égard ; cependant, il nous serait difficile de croire à une parfaite identité entre les émanations qui tuent si promptement dans nos établissements de la côte occidentale d'Afrique, et celles qui, dans nos contrées, ne donnent lieu qu'à des accès bénins.

« La flore marécageuse des pays tempérés est très-différente de celle des zones tropicales, et il n'y aurait rien d'absurde dans la supposition que les détritus d'origine végétale ont une vertu pathogénique variée, suivant l'espèce botanique qui les produit.

« Cette différence originelle du poison paludéen doit exercer une grande influence sur la forme de la maladie.

« De même que les substances toxiques que la chimie étudie donnent lieu à une forme, à des symptômes d'empoisonnement caractéristiques pour chaque substance, de même les émanations que distillent les marais de Grand Bassam déterminent un ensemble de symptômes presque invariable et qui n'est pas le même qu'on observe sur les bords du Sénégal et de l'Algérie.

« A Madagascar, les fièvres d'accès produisent des hypertro-

---

[1] Fonssagrives, *Hygiène navale*. Paris, 1856.
[2] Thèse citée, p. 56 et 57.

phies extrêmement considérables de la rate, tandis qu'à la côte occidentale d'Afrique, où ce viscère est moins communément et moins notablement hypertrophié, les altérations du système hépatique sont plus fréquentes.

« C'est l'absorption du miasme végétal qui produit ces fièvres pernicieuses intermittentes ou continues qui désolent les pays chauds, et très-probablement aussi la fièvre bilieuse avec ses différents types. »

Je partage entièrement les idées de M. Gestin sur la variabilité de composition du miasme palustre suivant les localités et les climats ; et, en admettant avec lui qu'à la côte occidentale d'Afrique et au Sénégal les altérations de l'appareil hépatique sont plus fréquentes et plus manifestes que celles de la rate, je crois en outre à une action élective spéciale du miasme paludéen sur le foie, et par suite à une altération particulière de la bile qui échappe, il est vrai, à nos moyens d'analyse, mais dont les effets sur l'organisme n'en sont pas moins constants et très-probants.

Cette altération de la bile est-elle primitive, directe, immédiate, ou bien n'est-elle que le résultat de l'altération primordiale du sang ?

Le miasme absorbé par les poumons se trouve en contact direct avec le sang dont il doit vicier la constitution chimique, soit en s'y dissolvant, soit en s'y mélangeant sans dissociation de ses éléments.

Le sang ainsi vicié arrive au foie, à la rate et aux reins, organes de dépuration où se condense et s'accumule le principe infectieux en circulation dans l'appareil vasculaire sanguin.

Est-il donc irrationnel d'admettre alors, dans chacun de ces organes, une cause matérielle d'excitation spéciale permanente, dont la continuité d'action y détermine et y entretient cette hypérémie congestive, ces troubles fonctionnels, ces altérations anatomiques, que l'on rencontre, à un si haut degré, dans la fièvre bilieuse hématurique ?

Si le fait du seul mélange de la bile, supposé dans des conditions physiologiques, avec le sang constitue un fait pathologique, à plus forte raison ce mélange déterminerait-il des accidents plus graves si la bile a acquis des propriétés délétères dont l'action sur le système nerveux se traduit par les phénomènes adynamiques ou ataxo-adynamiques que nous avons signalés dans la troisième période de la maladie.

Le miasme paludéen agit à l'instar d'un véritable poison, et s'il était possible de le matérialiser, c'est dans le foie qu'on le trouverait en plus grande proportion, de même que les poisons minéraux que la chimie y recherche comme *corps du délit* dans les cas d'empoisonnement.

Quoique cette démonstration péremptoire manque à la vérification positive de cette hypothèse, elle nous paraît néanmoins la plus vraisemblable, quant à l'interprétation des faits cliniques et des altérations anatomo-pathologiques du foie, de la rate et des reins.

En poursuivant l'étude des influences climatériques propres au Sénégal et à la côte occidentale d'Afrique, nous trouverons de nouvelles preuves confirmatives de l'origine paludéenne de la fièvre bilieuse hématurique.

Saisons. — Il n'y a au Sénégal que deux saisons d'inégale durée, et dont l'apparition et la cessation des pluies représentent la transition traditionnelle, bien qu'elles soient caractérisées par des phénomènes météorologiques spéciaux non moins tranchés.

La première saison, dite *saison sèche*, s'étend du 15 octobre au commencement de juin. Pendant cette période de huit mois, il ne pleut qu'à de très-longs intervalles, et en très-petite quantité chaque fois. Mais la sécheresse est loin d'être aussi absolue que semblerait l'indiquer l'absence si prolongée des pluies, car sous l'influence d'un rayonnement considérable qui s'établit dès le coucher du soleil vers les espaces célestes, il se produit des rosées abondantes, des brumes épaisses qui entretiennent une saturation hygrométrique permanente de l'atmosphère, excepté pendant les périodes variables de temps où souffle le vent d'est, qui est au contraire très-sec et s'accompagne toujours d'une élévation exagérée de température.

L'hivernage commence ordinairement en juin et finit en octobre; c'est la saison des pluies torrentielles, des orages violents et de ces brusques perturbations dans la direction et la vitesse des vents que l'on désigne sous le nom de tornades.

Aux chaleurs accablantes de cette saison s'ajoute la sensation énervante d'une tension électrique exceptionnelle presque permanente de l'atmosphère qui, pendant cette période de l'année, accuse un maximum constant de saturation hygrométrique.

Cependant ce n'est pas la saison dont l'influence pathogénique est la plus redoutable, mais bien le commencement de celle qui la suit et que l'on appelle l'arrière-saison de l'hivernage.

C'est en effet pendant les mois d'octobre, novembre et décembre, que l'on observe les fièvres graves à formes diverses, et l'on peut dire que l'élément bilieux domine presque toujours la constitution médicale régnante, car c'est alors que se produisent les formes les plus accentuées de la fièvre bilieuse hématurique.

Or, cette influence pathogénique se rattache au desséchement progressif des terrains inondés pendant l'hivernage, à la transformation lente des marigots en tourbières vaseuses et infectes.

La fermentation putride des matières organiques végétales et animales est en pleine activité, et c'est dans ces mystérieux laboratoires de la vie et de la mort [1], selon l'expression saisissante de M. Michel Lévy, que s'élabore ce poison palustre dont l'analyse n'a pu jusqu'à ce jour déterminer la composition intime que par cette énumération banale de gaz azote, acide carbonique, sulfhydrique, hydrogène carboné, qui sont à la nature d'un miasme ce que les lettres d'un mot, quand on les a isolées les unes des autres, sont à sa signification [2].

Le type de l'intensité morbide est en rapport avec l'intensité de la matière maremmatique [3].

La gravité plus prononcée des cas de fièvre bilieuse hématurique, à cette époque de l'année, le caractère pernicieux des complications qui en précipitent la fatale terminaison, justifient ce précepte judicieux d'observation.

Tempéraments. — Le tempérament bilieux ou bilioso-sanguin constitue, sans doute, une prédisposition naturelle à l'invasion de la maladie, mais, comme l'intoxication palustre qui la précède toujours a plus ou moins profondément modifié la constitution des sujets qui en sont atteints, cette prédisposition n'a plus qu'un rôle secondaire si on la compare à la cachexie maremmatique.

Age, professions. — Je n'ai pas reconnu de rapport prochain de causalité quant à l'âge et aux professions. Mes obser-

---

[1] Michel Lévy, *Hygiène*, t. Ier, p. 465.
[2] Fonssagrives, *Traité d'hygiène navale*. Paris, 1856, p. 247.
[3] Boudin, *Traité de géographie et de statistique médicale*. Paris, 1857.

vations ne se rapportent, il est vrai, qu'à une catégorie de sujets, de 20 à 35 ans, en moyenne, soumis aux mêmes influences climatériques, au même régime hygiénique et alimentaire, astreints aux habitudes réglementées de la vie de garnison, mais je n'en ai pas moins observé plusieurs cas sur des traitants européens de diverses provenances.

La plupart avaient contracté la maladie dans les établissements anglais, portugais et espagnols, au sud de la Gambie, et principalement dans ceux qui avoisinent Sierra Leone, Rio-Pongo, Rio-Nunez, Bissao, la rivière de Cherboro, etc., etc.

Toutes ces localités sont essentiellement marécageuses, et leur insalubrité n'est malheureusement que trop confirmée par le tribut de mortalité que payent, chaque année, les Européens aux endémies régnantes.

Les fièvres intermittentes récidivées et les affections bilieuses y sont très-graves; la fièvre bilieuse hématurique surtout domine, à certaines époques de l'année, la pathologie de ces parages inhospitaliers.

En constatant la prédominance des symptômes bilieux dans la phénoménisation des fièvres paludéennes qu'il a observées à Kéniéba, M. Loupy[1] ajoute :

« Ce caractère des accès était remarquable ; car, quoique la supersécrétion biliaire soit partout, au Sénégal, sympathique de la fièvre intermittente, elle ne domine pas autant que dans les régions situées plus au sud, comme la Gambie, la rivière Casamance, Sierra Leone, etc. Le génie bilieux est là tellement marqué, que les médecins anglais n'y voient plus le type intermittent, et dénomment presque toutes les variétés de l'intoxication palustre, fièvres rémittentes bilieuses. »

Que de fois j'ai vu, pendant mon séjour à Gorée, des navires revenant de ces différents points de la côte avec des équipages décimés par la fièvre bilieuse et forcés de relâcher à Gorée pour y renouveler leur personnel ! D'après la description que nous faisaient les capitaines, de la maladie des hommes qui avaient succombé, il m'était facile de reconnaître tous les caractères de la fièvre bilieuse hématurique.

L'hivernage est plus hâtif dans ces contrées qu'au Sénégal ; il remonte du sud au nord.

----

[1] Thèse citée, p. 12.

C'est à ces circonstances réunies, à celles que j'ai énumérées déjà, qu'il faut attribuer la proportion numérique plus élevée des cas de fièvre bilieuse hématurique traités à l'hôpital de Gorée, comparativement à la statistique de Saint-Louis, dont la garnison et la population européennes sont beaucoup plus nombreuses.

Enfin, pour ne négliger aucun des éléments étiologiques dont l'intervention prochaine ou éloignée peut avoir une part d'influence pathogénique dans la production de la fièvre bilieuse hématurique, nous devons dire que les fréquentes opérations militaires qui ont eu lieu, depuis 1861, dans *le Cayor*, *le Diander*, *le Fouta*, *le Boal* et *la Casamance*, ont pu concourir à élever cette proportion numérique par les fatigues excessives et les privations pénibles que les soldats ont eu parfois à supporter.

Cette observation s'applique aussi aux autres endémies, mais il est difficile toutefois de ne pas en tenir compte en voyant le nombre toujours croissant des cas de fièvre bilieuse hématurique à Saint-Louis et à Gorée, depuis cette époque, à moins d'admettre l'influence, pendant ces quatre dernières années, d'une constitution médicale particulière dont il serait encore difficile de concilier l'existence avec les conditions météorologiques exceptionnellement bénignes qui ont marqué les hivernages de 1862 et de 1863.

CHAPITRE VI

DIAGNOSTIC

Le diagnostic de la fièvre bilieuse hématurique ne peut offrir d'incertitude que dans la période prodromique, car le premier accès et même le second, qui en précèdent l'apparition ne diffèrent pas absolument des accès ordinaires de fièvre intermittente récidivée.

Cependant, si l'on remarque une intensité et une durée plus prolongée du frisson initial, une courbature lombaire exagérée, un état saburral plus prononcé des premières voies, ce sont autant de symptômes dont la réunion pourra, dès le second accès, faire craindre l'invasion prochaine de la maladie, surtout si le sujet compte déjà un long séjour dans la colonie, s'il a résidé récemment dans une des localités où cette endémie trouve des conditions favorables à son développement, et, enfin, s'il a eu de nombreuses atteintes de fièvre paludéenne.

Lorsque l'ictère et l'hématurie se manifestent, il n'y a plus d'incertitude, à moins que, revêtant dès le début une forme très-grave, cette affection ne se rapproche par les caractères exceptionnels et irréguliers de ses symptômes, des autres affections bilieuses, c'est alors qu'il faut faire appel aux caractères distinctifs que fournit leur diagnostic différentiel.

L'ictère essentiel est très-rare au Sénégal, et il n'a de commun avec la fièvre bilieuse hématurique que la coloration jaune des téguments. L'absence de fièvre, le ralentissement constant du pouls, la présence d'une proportion plus ou moins considérable de bile dans les urines, le caractère des vomissements, ne permettent aucune confusion entre les deux maladies.

Quant à l'ictère symptomatique qui accompagne souvent l'hépatite aiguë, il pourrait peut-être, dans certains cas, offrir quelques points de ressemblance avec le début de la fièvre bilieuse hématurique, car, dans la première période, la douleur de l'hypocondre droit est souvent très-prononcée, la marche de la maladie, l'apparition de l'hématurie dissiperait facilement cette obscurité momentanée du diagnostic.

Dans les diverses autopsies que j'ai faites, je n'ai jamais rencontré de traces manifestes d'une phlegmasie récente du foie, la sensation gravative accusée par les malades dans la région hépatique, l'apparition de quelques points névralgiques nettement circonscrits, l'augmentation constatée du foie m'ont paru se rapporter moins à un travail inflammatoire qu'à une hypérémie congestive exagérée et à l'hypersécrétion biliaire.

La phénoménisation spéciale de l'ictère grave ne se prête pas à un rapprochement plus légitime avec la maladie que nous étudions, autant au point de vue des symptômes que de l'altération pathologique du foie qui le caractérise plus particulièrement, et qui consiste dans l'atrophie des cellules hépatiques.

« L'ictère grave, dit M. Dutroulau [1], ne figure pas dans les tableaux nosologiques des pays chauds; il lui manque la complication paludéenne, pour en faire une fièvre bilieuse hématurique. »

[1] Dutroulau, ouvrage cité, p. 265.

Cette remarque s'applique aussi à l'ictère hémaphéique décrit par M. Gubler [1].

L'hématurie est excessivement rare dans l'ictère grave essentiel; on n'en connaît que deux ou trois exemples [2].

Quant aux autres maladies sporadiques qui, au Sénégal comme dans les autres pays intertropicaux, se compliquent de symptômes bilieux, il sera toujours possible de les distinguer de la fièvre bilieuse hématurique; aussi ne crois-je pas devoir insister sur ce point de diagnostic pour aborder la question si souvent controversée, même de nos jours, de l'analogie de cette endémie avec les autres fièvres bilieuses simples ou pernicieuses, avec la fièvre jaune, et enfin avec d'autres maladies endémiques observées à la côte occidentale d'Afrique, aux Antilles et à Madagascar.

La fièvre rémittente bilieuse qui a figuré jusqu'à présent dans les tableaux nosologiques du Sénégal est-elle une endémie distincte de celle que nous décrivons, et doit-elle conserver la place qu'elle y occupe?

Sa phénoménisation est-elle constante, régulière, assez nettement tranchée, et n'est-elle pas souvent la traduction pathologique d'une complication passagère, accidentelle de l'état bilieux qui se manifeste parfois, dans le cours des fièvres saisonnières, sous l'influence de constitutions médicales variables comme les conditions météorologiques fortuites qui président à leur apparition.

Je crois que, sous ce titre de fièvre rémittente bilieuse, on a dû confondre souvent des maladies différentes par leur nature et leur étiologie, en rangeant dans la même catégorie les fièvres sporadiques compliquées d'embarras gastriques ou de symptômes bilieux, les fièvres éphémères, inflammatoires endémiques ou non, et même des cas isolés, accidentels, de fièvre jaune.

Je n'ai, pour ma part, jamais observé de cas assez nombreux de fièvre rémittente bilieuse sans hématurie, pour en faire une endémie particulière au Sénégal, distincte par l'uniformité constante de ses symptômes, de sa marche et de ses terminaisons,

---

[1] Gubler, *De l'ictère hémaphéique* (*Société médicale des hôpitaux* et *Union médicale*, 1857).

[2] L. Mialhe, *De l'ictère grave essentiel*, thèse inaugurale. Montpellier, n° 58, août 1864.

tandis que la fièvre bilieuse hématurique a une physionomie nettement tranchée par l'intensité de l'ictère, la persistance et l'abondance des vomissements bilieux, et le caractère des urines.

J'ai démontré que, dans les différentes localités du Sénégal et de la Sénégambie, il n'existait entre elle et les fièvres dites rémittentes bilieuses que des dissemblances de forme, et qu'elles présentaient une identité réelle, quant au fond de la maladie.

Ces considérations nous semblent plus que suffisantes pour légitimer la place que doit prendre la fièvre bilieuse hématurique dans les endémies du Sénégal, et son inscription, sous ce titre, dans les tableaux nosologiques.

La fièvre bilieuse hématurique se montre plus rarement sans complications dans nos différents établissements de la côte occidentale d'Afrique, et, d'après les rapports médicaux que nous avons cités, les fièvres rémittentes bilieuses endémiques revêtent des caractères qui les rapprochent plus de la fièvre jaune.

L'épidémie décrite par M. Salis en 1857, et surtout celle qu'a observée M. Gouez, en 1862, à Grand-Bassam, ne laissent aucun doute sur l'identité de ces deux affections.

Il existe peu de localités où l'intensité de la matière maremmatique soit plus accumulée; aussi l'élément pernicieux domine-t-il, à certaines époques de l'année, la pathologie, en imprimant aux fièvres paludéennes un cachet de gravité tout exceptionnel.

La physionomie de la fièvre bilieuse du Gabon, telle qu'elle est tracée dans les observations que j'ai résumées, m'a paru franche; mais, avant de conclure à son identité avec celle du Sénégal, il faut de nouveaux faits, appuyés de résultats fournis par l'analyse chimique, le microscope et l'examen cadavérique. Nous n'en croyons pas moins, dès à présent, à leur grande ressemblance, par la communauté d'origine et par l'analogie de leurs principales manifestations symptomatiques.

Dans les autres établissements de commerce ou de traite fondés par les Anglais, les Portugais et les Espagnols sur la côte occidentale d'Afrique, depuis la Gambie jusqu'au sud du Gabon, la fièvre bilieuse grave est une des principales endémies qui frappent les Européens. D'après les renseignements que j'ai échangés avec plusieurs médecins résidant dans ces contrées, et avec les médecins de la station navale qui y ont séjourné à différentes époques de l'année, la fièvre bilieuse hématurique se montre fréquemment, avec des caractères identiques à celle du Sénégal.

Examinons maintenant sous quelles formes principales se produit cette maladie dans nos colonies des Antilles et à la Guyane.

Martinique et Guadeloupe. — D'après la description que donne M. Dutroulau de la fièvre bilieuse hématurique qu'il a observée à la Martinique et à la Guadeloupe, elle semble n'offrir d'autre différence avec celle du Sénégal que par la gravité des phénomènes cérébraux ataxo-adynamiques qui l'accompagnent le plus souvent.

«Elle se rencontre, dit M. Dutroulau (p. 252), avec le type intermittent ou rémittent et avec le type continu. »

La forme continue est aussi la plus grave; c'est celle dans laquelle se produisent les hémorrhagies passives qui ont toujours manqué à la phénoménisation des cas que j'ai observés, et qui la rapprochent davantage de la fièvre ictéro-hémorrhagïque de Kéniéba.

« Les caractères anatomiques, ajoute le même auteur, varient suivant la date de la maladie. A une époque avancée, ils présentent réunis la plupart de ceux de la cachexie paludéenne ajoutés à ceux de la maladie bilieuse. »

Il signale comme constants l'hypérémic congestive du foie, l'engorgement et le ramollissement de la rate.

M. le docteur l'Herminier, praticien distingué de la Guadeloupe, a noté, dans la seule autopsie qu'il a pratiquée, l'hypérémie des reins, avec plaques ecchymotiques dans la vessie, et M. Dutroulau appelle, à ce sujet, toute l'attention des observateurs sur l'altération des organes urinaires se rapportant à l'hématurie.

Les faits cliniques et les altérations anatomo-pathologiques qui font l'objet de la note de notre collègue le docteur A. Pellarin[1], chef du service de santé, par intérim, à la Pointe-à-Pitre, viennent hautement confirmer l'identité de la fièvre bilieuse hématurique de la Guadeloupe avec celle du Sénégal, et établissent, d'une façon irréfutable, la corrélation de l'hématurie avec les lésions pathologiques des reins.

Guyane. — La gravité des symptômes, la marche rapide de

---

[1] Note citée, *Archives de médecine navale.*

la fièvre bilieuse ictérique observée en 1853 à Cayenne par
M. Laure, médecin en chef de la marine, représentent des caractères différentiels trop tranchés en apparence pour l'assimi-
ler à celle du Sénégal ; mais ne faut-il pas avoir égard aux conditions dans lesquelles se trouvaient les hommes qui en ont été
atteints [1] et tenir compte des influences pathogéniques locales,
complexes, qui en ont régi la phénoménisation?

Madagascar. — D'après les observations de MM. Lebeau,
Gélineau et Guillasse, résumées par M. Dutroulau [2], la fièvre bilieuse de Madagascar offre une foule de traits communs avec la
fièvre bilieuse hématurique, et si M. Daullé [3] en a fait une endémie distincte propre à Madagascar, c'est qu'il a attribué la
coloration noire des urines à la présence de la bile, contradic-
toirement avec les résultats constants obtenus, après lui, par
d'autres expérimentateurs qui ont tous signalé la présence du
sang dans les urines comme la cause principale de leur coloration anormale.

Les analyses que j'ai empruntées à la thèse de M. Loupy ne
laissent plus d'incertitude sur ce point de diagnostic.

Sans faire la critique du travail de M. Daullé, qui porte l'empreinte d'une conviction profonde étayée sur des expériences
analytiques sérieuses, devons-nous admettre que la maladie
qu'il a observée est une fièvre rémittente bilieuse non hématurique ?

Cependant, ses symptômes, sa marche, son origine, offrent
la plus grande analogie avec la maladie que nous décrivons,
moins le caractère de l'hématurie qu'il repousse, et dont
MM. Hugoulin et Borie ont affirmé l'existence par des expériences plus probantes à nos yeux que celles de M. Daullé.

D'une autre part, la théorie toute chimique qu'il invoque
d'un changement portant sur les principes colorants de la bile
éliminés par les urines, et leur donnant leur coloration anormale caractéristique repose sur une hypothèse contredite par
l'interprétation des faits cliniques et par la signification des altérations anatomo-pathologiques des reins.

Les difficultés que l'on rencontre pour reconnaître les glo-

---

[1] Dutroulau, ouvrage cité, p. 251.

[2] Dutroulau, ouvrage cité, p. 239.

[3] Daullé, *Cinq ans d'observations médicales dans les établissements français
de Madagascar* (côte ouest), thèse inaugurale. Montpellier, août 1857.

bules sanguins dans les urines sanguinolentes de la fièvre bilieuse hématurique en raison des altérations très-promptes
qu'ils subissent, dès le moment de leur passage dans les urines, et selon leur séjour plus ou moins prolongé dans ce véhicule après la miction, n'autorisent-elles pas à penser que
M. Daullé n'a pas opéré peut-être dès les conditions nécessaires
à la démonstration matérielle du principe colorant des urines?

Si l'on admet sans contrôle les conclusions de son travail, la
maladie qu'il a observée à Madagascar et à Nossi-bé est une
endémie nouvelle, spéciale à ces localités, endémie intermédiaire à la fièvre jaune et à la fièvre bilieuse hématurique, mais
il n'en reste pas moins en présence une autre maladie endémique caractérisée par l'ictère, les vomissements et l'hématurie,
maladie observée et décrite par d'autres médecins dans les
mêmes localités, sinon dans les mêmes conditions et sous l'influence de la même constitution médicale.

Existe-t-il donc comme endémies coexistantes une fièvre pernicieuse ictérique et une fièvre bilieuse hématurique à Madagascar et à Nossi-bé?

Nous croyons que la fièvre pernicieuse ictérique, décrite par
M. Daullé, ne diffère pas essentiellement de la fièvre bilieuse
hématurique du Sénégal, et que dans certaines circonstances
l'exagération de l'ictéricie peut lui donner une physionomie
spéciale, comme l'indique la dénomination nosologique adop-
tée par M. Daullé, mais cette modification accidentelle dans la
forme de la maladie ne légitime pas, quant au fond, une différence essentielle assez tranchée pour en faire une endémie
distincte.

Abordons maintenant la question intéressante du diagnostic
différentiel avec la fièvre jaune.

Ce n'est que dans les circonstances exceptionnelles où la maladie prend un caractère insolite de gravité, par la prédominance des phénomènes ataxo-adynamiques et par la complication des hémorrhagies passives, qu'on a pu la confondre avec
la fièvre jaune sporadique.

« Je crois, dit M. Loupy[1] qu'il y a une parenté bien rappro-
chée entre ces deux affections, et je pense que la même constitution médicale peut provoquer l'une ou l'autre, suivant les individus sur lesquels elle s'exerce; ainsi la fièvre jaune sévit

[1] Loupy, Thèse citée, p. 27 et 30.

surtout sur les Européens nouvellement arrivés dont la constitution n'a pas subi l'atteinte débilitante du climat, tandis que
la fièvre bilieuse hématurique ne se montre guère que chez les
individus déjà acclimatés, affaiblis par des attaques antérieures
de fièvre paludéenne. »

M. Loupy n'admet pas, pour cela, l'identité absolue des deux
maladies ; car si, ajoute-t-il, elles ont bien des phénomènes
communs, il existe cependant entre elles des différences bien
tranchées.

Les urines ne contiennent jamais de sang, dans la fièvre
jaune, c'est le phénomène caractéristique de la fièvre ictéro-
hémorrhagique.

Dans son excellent travail sur l'épidémie de fièvre jaune de
Gorée en 1859, notre collègue, M. Bel, trace ainsi le diagnostic
différentiel de la fièvre jaune et de la fièvre bilieuse hématurique :

« Nous sommes persuadé qu'il n'est pas toujours facile d'établir de différence entre une fièvre rémittente bilieuse *grave* et
une fièvre jaune ; nous ajouterons même que cette distinction
serait impossible, si la fièvre jaune ne se manifestait qu'à l'état
sporadique, si l'on ne rencontrait qu'un ou deux cas isolés pendant tout un hivernage ; mais, quand l'affection règne épidémiquement, les caractères signalés comme constamment propres
à la fièvre jaune se dessinent si fortement, qu'il est difficile de
ne voir dans la fièvre jaune qu'une fièvre rémittente bilieuse
pernicieuse.

« Dans cette dernière affection, nous n'avons jamais rencontré les vomissements noirs aussi bien caractérisés ; les hémorrhagies passives sont beaucoup plus rares, etc., etc.

« Sans parler des autres caractères différentiels, nous rappellerons que nous avons basé sur le caractère offert par les urines
un diagnostic différentiel certain. Cet état particulier des urines
suffirait seul, en effet, sans tenir compte des autres symptômes,
pour faire diagnostiquer la fièvre rémittente bilieuse ; car, dans
la fièvre jaune, l'urine trouvée dans la vessie était le plus souvent en petite quantité, mais jamais sanguinolente.

« Nous dirons enfin que, si la fièvre jaune n'était qu'une
fièvre rémittente bilieuse, l'emploi de la quinine nous aurait
fourni plus de cas de guérison, et cette preuve négative de
l'inefficacité de la quinine pourrait nous suffire. »

M. Dutroulau n'est pas moins explicite dans ses conclusions sur la dissemblance réelle qui sépare la fièvre bilieuse hématurique de la fièvre jaune[1].

CHAPITRE VII

PRONOSTIC

Dans la statistique générale des décès fournis par les différentes maladies endémiques du Sénégal, la fièvre pernicieuse a le premier rang, et la fièvre bilieuse hématurique le second.

De 1861 à 1863, la fièvre bilieuse hématurique a donné lieu aux résultats numériques suivants :

Hôpital de Saint-Louis. . .   61 cas, 15 décès. 24,59 pour 100
Hôpital de Gorée. . . . .   86 — 21 —   24,41   —

En rapprochant ces chiffres, on voit que la mortalité est à peu près la même dans les deux hôpitaux ; et, bien qu'elle soit de moitié inférieure à celle que donne la fièvre pernicieuse, elle n'en implique pas moins un caractère de gravité incontestable.

Aussi, dans tous les cas, le pronostic devra-t-il être très-réservé ; car, quelque familiarisé que l'on soit avec les divers aspects de la maladie, selon l'âge, la constitution et le tempérament des sujets, leur temps de séjour dans la colonie, l'état cachectique où ils se trouvent, il faut tenir compte de l'influence de la constitution médicale régnante, avant de porter un jugement sur l'issue probable, prochaine ou éloignée qu'elle aura.

Les cas les plus graves se produisent ordinairement pendant l'hivernage, et surtout dans son arrière-saison. C'est aussi l'époque où le miasme paludéen acquiert son maximum d'intensité ; nous avons donné des preuves trop nombreuses de l'origine paludéenne de la fièvre bilieuse hématurique pour que cette appréciation puisse être négligée, dans les prévisions de la terminaison de la maladie.

La fièvre bilieuse est donc, dans son essence, une maladie très-grave ; car, si une première atteinte ne met pas toujours en question l'existence de l'individu, elle n'en imprime pas moins à sa constitution une secousse plus ou moins profonde, une débilitation telle, qu'un changement de climat devient im-

[1] Dutroulau, *loco citato*, p. 267.

périeusement nécessaire pour assurer son rétablissement et le soustraire à la menace d'une rechute imminente.

Évidemment, la gravité n'est pas la même dans tous les cas, et, lorsque l'affection est prise à son début, il ne faut pas désespérer d'en enrayer les progrès; les signes favorables peuvent être tirés de la marche régulière de la maladie, du type de la pyrexie, ainsi que de l'expression symptomatique.

Lorsque l'ictère se généralise franchement, sans exagération de coloration; si la miction est facile, abondante, si les urines, quoique fortement colorées par le sang, conservent leur transparence ; si les intermittences sont régulières, ou les rémissions franches et prolongées; enfin, si les vomissements surtout ne se reproduisent qu'à des intervalles éloignés, de manière à permettre la tolérance des médicaments, le pronostic sera plus rassurant.

Le type continu est plus grave que le type rémittent.

La suppression plus ou moins complète des urines, la fréquence et la persistance des vomissements, l'exagération de la rachialgie lombaire, sont presque toujours des signes d'une terminaison fâcheuse.

Le hoquet, que l'on n'observe que dans la troisième période, est ici, comme dans la plupart des maladies graves, un indice malheureusement trop certain de la sévérité de la maladie, et il est bien rarement contredit par les faits. Je n'ai jamais vu un malade, pris de hoquet dans cette période de la maladie, marcher vers la guérison.

CHAPITRE VIII

NATURE

L'appréciation synthétique des données fournies par l'élément étiologique et symptomatique, et par l'examen nécroscopique, donne à la fièvre bilieuse hématurique une autonomie distincte dans le groupe générique des affections bilieuses, auquel elle appartient essentiellement par sa phénoménisation spéciale; c'est dans cette appréciation que nous devons chercher la signification précise des localisations morbides, pour en déduire la nature de la maladie.

M. Dutroulau, dont l'expérience a pour nous une haute autorité, s'exprime ainsi sur ce sujet [1] :

« La fièvre bilieuse grave est un empoisonnement du sang par la bile, devenue poison par la perturbation des sécrétions biliaires que peuvent produire concurremment les émanations palustres et les météores, sous le ciel des tropiques ; elle se termine heureusement quand la liberté et l'abondance des excrétions favorisent l'élimination du principe toxique ; elle peut aboutir à la mort quand, par suite probable de l'activité plus grande d'un de ses éléments pathogéniques, ou de tous les deux à la fois, ce principe concentre son action sur des organes importants à la vie. »

Cette définition de la nature de la maladie s'applique rigoureusement à la fièvre bilieuse hématurique du Sénégal, car nous avons déjà caractérisé le rôle pathogénique important que nous assignons à l'altération primordiale du sang par l'absorption du miasme-paludéen, et à son altération consécutive par son mélange avec la bile.

Il reste donc à déterminer si les caractères objectifs que nous a présentés constamment la bile ne justifient pas la présomption émise par presque tous nos collègues de la marine, sur les propriétés toxiques qu'elle acquiert dans ces conditions.

Si, d'après les expériences nombreuses de M. Frerichs, on est conduit à mettre en doute l'existence d'une *intoxication cholémique* proprement dite, lorsqu'on opère un mélange artificiel de sang et de bile en injectant dans les vaisseaux d'animaux vivants une proportion déterminée de bile pure, on ne peut admettre la même conclusion pour la présence d'une bile *altérée* dans le sang. Or, est-il logique de ne voir qu'un produit physiologique dans cette bile, dont la couleur, la consistance et la concentration s'éloignent autant de l'état normal ?

Faut-il donc s'arrêter devant l'impossibilité de saisir et de matérialiser le principe infectieux lui-même, et ne nous suffit-il pas d'en constater les effets sur l'organisme ?

Les faits cliniques que nous avons observés sont assez nombreux pour nous permettre de formuler nos conclusions en rattachant la nature de la fièvre bilieuse hématurique à une véritable intoxication du sang par l'action directe du miasme

[1] Dutroulau, ouvrage cité, p. 274.

paludéen et par son mélange avec la bile, douée de propriétés délétères.

L'hypersécrétion biliaire n'est pas une manifestation symptomatique exclusive de la fièvre bilieuse hématurique, c'est un des caractères communs qui relient entre elles les diverses affections bilieuses dans les climats intertropicaux, et elle ne présente, quant à sa production et à ses manifestations, rien de spécial en dehors de la question de pathologie générale qui a trait à la genèse de l'ictère.

C'est à l'hématurie que la fièvre bilieuse emprunte sa physionomie caractéristique, parce qu'elle se rattache à une lésion anatomique manifeste des reins. Ce phénomène est constant, et si, dans certaines formes graves de la maladie, il coexiste avec des hémorrhagies passives d'une autre provenance, il n'en conserve pas moins sa signification ; car, dans les formes ordinaires, cette hémorrhagie passive reste localisée dans les reins, et, comme nous l'avons démontré, elle ne se produit dans aucun autre point de l'appareil urinaire.

L'hypérémie du parenchyme rénal se lie à la congestion sanguine simultanée du foie et de la rate, et, si les altérations anatomo-pathologiques de la rate ne sont pas aussi accusées que celles du foie et des reins, surtout en raison de l'origine paludéenne, incontestable à la fièvre bilieuse hématurique, son état d'hypérémie et de ramollissement n'en indique pas moins une lésion anatomique manifeste.

La rate ne reste donc pas indifférente à cette participation pathologique des principaux organes dépurateurs du sang ; seulement, cette participation est en réalité moins active, et elle semble amoindrie par la prépondérance plus marquée du rôle fonctionnel du foie, sur lequel le miasme paludéen semble, de préférence, concentrer son action toxique.

Nous devons rappeler ici le fait anatomique que nous avons souvent constaté, c'est qu'au Sénégal, le développement de la rate n'est pas toujours en rapport avec l'intensité de l'itéxication paludéenne, ainsi qu'on l'observe dans les localités marécageuses des climats tempérés. Nous croyons pouvoir en trouver l'explication vraisemblable dans l'activité fonctionnelle du foie, sans cesse entretenue et souvent exagérée par les conditions climatériques ambiantes, et dans le rôle physiologique tout à fait secondaire de la rate, si l'on ne considère cet organe que comme une annexe du foie destinée à faire subir au sang une première élaboration.

Quant à la répartition inégale de la masse sanguine et aux localisations morbides qui résultent de son afflux plus considérable dans les trois principaux viscères de la cavité abdominale, ne peut-on pas l'attribuer aux effets dynamiques et matériels de l'action stimulante du sang, doué de propriétés toxiques, et aux efforts énergiques de ces viscères pour débarrasser l'économie du principe infectieux que le sang leur apporte incessamment.

La gravité des désordres fonctionnels et des accidents ataxoadynamiques qui caractérisent la forme très-grave de la maladie s'expliquent alors par la concentration dans ces organes du principe infectieux, dont nous avons cherché à préciser la double influence pathogénique.

C'est sur le système nerveux ganglionnaire que retentit spécialement cette influence, lorsque l'élément toxique est doué de sa plus grande activité; les viscères abdominaux semblent frappés d'inertie et deviennent impuissants à favoriser l'élimination du poison. La vie est alors plus directement menacée dans son principe essentiel, et, si la mort survient rapidement, la signification des lésions anatomiques paraîtra d'autant plus obscure et en désaccord avec la gravité des manifestations symptomatiques, que l'action du poison aura été plus prompte et plus concentrée sur le système nerveux de la vie organique.

Ainsi, sous quelque forme que se produise la fièvre bilieuse hématurique, on voit que l'altération du sang produite par l'absorption du miasme palustre, et par son mélange avec la bile viciée, dans la proportion relative de ses éléments constitutifs et dans la pureté de ces mêmes éléments, domine toute la question de la nature de la maladie, et que tous les faits d'observations concordent pour légitimer cette opinion, qui rallie à elle la majorité des médecins qui ont étudié les endémies des pays chauds, et en particulier celles du Sénégal.

CHAPITRE IX

TRAITEMENT

Le type fébrile, l'ictère et l'hématurie, sont, avons-nous dit, la traduction pathologique de l'élément étiologique primordial et de la lésion anatomique la plus importante dont la réunion constitue l'individualité morbide de la fièvre bilieuse hématurique.

Mais ces manifestations symptomatiques n'ont pas la même valeur ni la même signification au point de vue du traitement; il importe donc d'en définir les principales indications, selon les divers degrés de la maladie.

Si l'on consulte l'expérience pratique de la plupart des médecins, on voit que, dans le plus grand nombre des cas, le traitement se résume dans l'emploi presque exclusif des évacuants et du sulfate de quinine.

Cette médication est d'autant plus rationnelle qu'elle s'adresse directement à l'élément étiologique dont nous avons apprécié la double influence.

Aider à l'évacuation de la bile qui pénètre la trame de tous les tissus, neutraliser l'action toxique du miasme palustre, telles sont, en effet, les premières indications à remplir; mais, quoique préoccupés du même but à atteindre, les médecins n'ont pas tous adopté les mêmes moyens d'action, et ce n'est qu'après avoir expérimenté différentes médications, que nous avons été conduit à formuler le traitement que nous croyons offrir le plus de chances de succès.

Nous allons d'abord exposer les règles de ce traitement, selon la gravité des cas, et nous en discuterons ensuite les résultats par la comparaison des autres méthodes.

1° *Fièvre bilieuse hématurique légère.* — L'état saburral des voies digestives que l'on observe presque toujours dès le début du premier ou du deuxième accès prodromique, les nausées, les vomituritions, etc., réclament l'administration d'un vomitif plutôt que d'un purgatif.

On doit préférer l'ipéca en poudre, à la dose de 1 gramme 20 centigrammes dans un demi-verre d'eau sucrée, et pris en deux ou trois fois, à dix minutes d'intervalle environ. Dès que l'effet émétique s'est produit, on facilite les vomissements en faisant boire au malade quatre ou cinq verres d'eau tiède.

L'ipéca est un agent dont il est plus aisé de régulariser l'action dynamique et de suspendre les effets que si l'on avait recours à l'émétique ou à un éméto-cathartique.

Les vomissements provoqués sont assez facilement enrayés par une infusion légère de thé chaude, aromatisée avec l'hydrolat de fleurs d'oranger, donnée d'abord en petite quantité, de manière à calmer les contractions de l'estomac, et ingérée ensuite en plus grande abondance, pour aider à la diaphorèse et à la sédation générale qui suit ordinairement l'administration de l'ipéca.

C'est au début du stade de chaleur qu'il faut faire prendre l'ipéca ; on en abrége ainsi la durée, et, lorsque le troisième stade est bien établi, une ou deux heures environ après la cessation des vomissements, on donne 1 gramme de sulfaté de quinine, divisé en deux paquets, dans du pain azyme, en ajoutant 5 gouttes de laudanum à chaque paquet, pour mieux en assurer la tolérance.

Contre la rachialgie lombaire, il suffit d'appliquer de larges cataplasmes laudanisés, en ceinture, sur la région des lombes, et de pratiquer des embrocations d'huile camphrée opiacée, plusieurs fois renouvelées.

Lorsque la pyrexie est franchement intermittente, les vomissements et l'hématurie sont ordinairement suspendus pendant l'intervalle apyrétique, et ne reparaissent qu'au retour du deuxième accès ; mais ils sont déjà assez favorablement amendés pour qu'on ne soit pas obligé de recourir à une nouvelle dose d'ipéca : une infusion aromatique chaude suffit, le plus souvent, pour abréger la durée de l'accès, en provoquant les sueurs critiques de la troisième période, à la fin de laquelle on donnera 80 centigrammes de sulfate de quinine, en deux prises, en suivant le même mode d'administration que nous avons indiqué.

Le sulfate de quinine sera encore continué, le troisième et le quatrième jour, à la dose de 60 centigrammes ; l'infusion aromatique sera remplacée par la décoction d'orge nitrée (2 litres par jour, avec addition de 2 grammes d'azotate potassique pour chaque litre).

Si, d'après l'état cachectique du malade et le type habituel des accès de fièvre qu'il a eus antérieurement, on craint une récidive au premier septénaire ou au double septénaire, on donnera une dose préventive de sulfate de quinine (60 centigrammes) le soir du sixième jour et le matin du septième, en comptant à dater de l'invasion du premier accès.

Il est rare, dans cette forme exceptionnellement bénigne de la fièvre bilieuse hématurique, qu'il se produise plus de deux accès, et ce traitement très-simple répond à toutes les indications.

Si cependant l'ictère s'est rapidement généralisé avec une teinte très-foncée; s'il existe en même temps de la constipation, on prescrit, dès le second accès, une dose de calomel (1 gramme); et, comme c'est un effet purgatif plutôt qu'un effet altérant que l'on cherche à obtenir, on peut l'associer à la résine de jalap ou d'aloès et au savon médicinal, dans la proportion de 50 centigrammes pour chaque substance; un lavement purgatif favorisera, en même temps, l'évacuation de la bile et l'expulsion des matières accumulées dans le rectum.

2° *Fièvre bilieuse hématurique grave.* — Les indications principales sont les mêmes, dans les cas de moyenne gravité, aussi les modifications à apporter dans le traitement n'ont-elles rapport qu'au mode d'administration des mêmes agents médicamenteux.

Lorsque les symptômes afférents à l'état bilieux sont très-prononcés, on peut prescrire l'ipéca une seconde fois au début du deuxième paroxysme, en profitant des rémissions pour donner le sulfate de quinine; mais on devra, selon les caractères de l'ictère et de l'hématurie, recourir, de préférence, à l'usage du calomel, administré à la dose de 1 gramme, divisé en cinq prises (une toutes les heures).

Le lendemain, nouvelle dose de calomel (60 ou 50 centigrammes en trois prises, espacées comme plus haut). Ainsi fractionnée, cette quantité suffit pour produire une légère stomatite mercurielle dont l'apparition coïncide avec la cessation de la fièvre, le retour rapide, quelquefois instantané, des urines à leur coloration normale, et une détente générale marquée par la sédation de la rachialgie lombaire, l'intervalle plus prolongé des rémissions, l'amendement de l'état saburral, et la diminution de la teinte ictérique.

Dès ce moment, on n'a plus qu'à surveiller l'état des gencives et de la muqueuse buccale, pour prévenir l'extension de la stomatite et arrêter le ptyalisme par l'emploi des gargarismes astringents, d'un collutoire de miel rosat et d'alun légèrement acidulé avec le suc de citron pur.

Le sulfate de quinine est donné aux mêmes doses que nous avons déjà formulées, mais il est quelquefois nécessaire d'en continuer plus longtemps l'usage, d'après le caractère des paroxysmes.

Les mêmes topiques seront aussi employés contre la rachialgie lombaire.

Il est cependant une complication qui vient trop souvent contrarier les efforts du médecin, je veux parler de la persistance des vomissements, dont l'opiniâtreté s'oppose à la tolérance des médicaments et à leur absorption par la voie de l'estomac.

Nous préférons, parmi les diverses préparations antispasmodiques qui nous ont rendu les meilleurs services, la potion suivante :

Potion antispasmodique. { Éther sulfurique. . . . 1 gr.
Laudanum de Sydenham.. 1 gr.
Julep gommeux. . . . . 120 gr.

par petites quantités et à de courts intervalles.

Les potions gazeuses de Rivière, de Dehaen, le soda-powders, le vin de Champagne, sont quelquefois employés avec avantage, dans les mêmes circonstances.

La glace en petits fragments, l'eau pure ou gazeuse, préparée à l'aide d'un mélange réfrigérant, peuvent aussi donner de bons résultats ; malheureusement, on ne peut se procurer de glace, au Sénégal, qu'à l'aide de procédés lents et dispendieux et qui n'en fournissent que de minimes quantités.

Si les vomissements résistent à l'administration de ces différentes préparations, il ne faut pas hésiter à recourir à une révulsion énergique, en appliquant sur la région gastro-hépatique un large vésicatoire qui recouvre toute la région mésogastrique et les deux tiers de la région antérieure du foie.

Le plus souvent, dès que la vésication est complète, les vomissements sont suspendus ; s'ils reparaissent, ce n'est plus qu'à des intervalles assez éloignés, et l'on peut en même temps continuer l'usage de la potion avec éther et laudanum.

Nous avons parlé des phénomènes très-douloureux de gastralgie qui coïncident avec l'opiniâtreté des vomissements ; il est rare qu'ils ne cèdent pas à l'effet de la révulsion produite par le vésicatoire : dans le cas contraire, on dépose, matin et soir, sur le derme dénudé, au centre du creux épigastrique, 25 milligrammes d'hydrochlorate de morphine. On peut aussi employer le même procédé pour combattre les points hépatalgiques qui se localisent, plus habituellement, au niveau du rebord costal de l'hypocondre droit.

Dès que les vomissements sont suspendus ou éloignés, on donne le calomel aux doses que nous avons indiquées. On attend la rémission, pour faire prendre le sulfate de quinine; mais cette expectation, autorisée lorsque le type rémittent est bien marqué, peut être dangereuse si l'on observe quelque tendance à la perniciosité. Il faut alors hâter l'administration de la quinine par toutes les voies d'absorption, et l'on pourra l'associer au calomel pour agir, tout à la fois, par cette combinaison, sur l'élément bilieux et sur le type de la pyrexie.

Cette association de la quinine et du calomel est aussi indiquée lorsque les rémissions sont irrégulières, indécises, et de courte durée.

Lorsque les urines sont rares, sédimenteuses, et fortement sanguinolentes, la rachialgie lombaire acquiert parfois un caractère d'acuïté et d'exagération qui se lie très-probablement à l'hypérémie congestive des reins.

J'ai employé quelquefois contre ce symptôme les sangsues en petit nombre, appliquées sur la région des reins, dans le but d'opérer une déplétion locale; mais il faut être très-sobre d'émissions sanguines, et je préfère alors les ventouses légèrement scarifiées, qui procurent un soulagement aussi prompt par leur effet révulsif, sans déterminer une soustraction de sang aussi forte que par les sangsues.

Les embrocations narcotiques d'opium, de belladone, de chloroforme, les larges cataplasmes en ceinture, les bains de siége, devront être continués avec persévérance contre les douleurs lombaires, qui cessent ordinairement avec le retour des urines à leurs caractères physiologiques.

Lorsque, avec l'apparition de la stomatite, on constate une diminution notable de l'hématurie et un amendement favorable des autres troubles fonctionnels de l'acte rénal, on prescrit une tisane diurétique d'orge et de chiendent additionnée de 2 à 4 grammes d'azotate de potasse.

Comme le malade répugne souvent à boire de grandes quantités de tisane, dans la crainte de provoquer les vomissements, on peut lui faire prendre la même dose de sel dans une ou deux tasses de bouillon de volaille froid, qui est mieux supporté par l'estomac.

L'azotate de potasse agit comme tempérant et diurétique, et doit être continué plusieurs jours de suite.

Dans les cas de moyenne gravité, l'hématurie ne prend jamais le caractère d'une hémorrhagie inquiétante par la quantité du sang évacuée, et l'on observe plutôt, dans les formes graves de la maladie, une diminution, parfois même une suppression complète de la sécrétion urinaire.

La proportion du sang contenue dans les urines est d'autant plus forte qu'elles sont moins abondantes ; dans quelques cas, le malade n'urine que du sang presque pur, mais toujours en petite quantité.

Si la quinine n'est pas tolérée par l'estomac, il faut l'administrer en lavements (2 grammes pour 120 grammes de véhicule aqueux avec addition de 5 à 10 gouttes de laudanum). Ces lavements devront être renouvelés deux et trois fois, à quatre heures d'intervalle, selon la gravité des cas.

Il faut donc concentrer d'abord tous les divers moyens d'action contre les vomissements, de manière à assurer l'absorption du calomel et du sulfate de quinine, car les autres voies d'absorption sont trop lentes et trop incertaines pour que l'on doive en espérer des résultats aussi immédiats que par la voie de l'estomac.

3° *Fièvre bilieuse hématurique très-grave.* — Si, au moment où le médecin est appelé, pour la première fois, près du malade, l'affection est déjà arrivée à la troisième période, ou si, les vomissements résistant aux effets du traitement, l'on n'a pas pu assurer la tolérance du calomel et de la quinine, ni prévenir les phénomènes de prostration qui caractérisent cette dernière phase de la maladie, il faut insister sur l'action révulsive des vésicatoires à la région gastro-hépatique et aux membres inférieurs.

Les surfaces dénudées par l'emplâtre vésicant seront pansées avec une solution concentrée de quinine, ou saupoudrées du même sel, à la dose d'un gramme pour chaque vésicatoire ; on continuera l'administration des lavements quininés, de quatre heures en quatre heures.

L'extrait mou de quinquina en potion, la limonade vineuse frappée, le vin de Porto ou de Madère, ont quelquefois réussi à relever les forces du malade.

Le hoquet peut être enrayé par l'application d'un large sinapisme entre les deux épaules, par l'administration des perles d'éther ou des potions morphinées ; malheureusement, la gravité croissante des symptômes atteste trop souvent l'impuis-

100   P. E. BARTHÉLEMY-BENOIT.

sance de la médecine dans cette dernière lutte, plus ou moins longue, dont la mort est la terminaison presque fatale.

Tel est le traitement qui nous a donné le moins d'insuccès dans la majorité des cas ; il a également réussi entre les mains de plusieurs de nos collègues qui ont eu l'occasion d'observer la fièvre bilieuse hématurique dans d'autres localités du Sénégal, à la même époque.

L'administration opportune du calomel, continuée jusqu'à l'apparition des premiers signes de la stomatite mercurielle, est, pour nous, la base essentielle du traitement ; on ne peut compter sur l'action du sulfate de quinine que lorsque le calomel aura produit le double effet altérant et purgatif que l'on obtient par les doses fractionnées, données à intervalles réguliers.

Les médecins anglais qui exercent dans les divers centres populeux situés au sud de la Gambie, depuis Sierra-Leone jusqu'au Gabon, font un fréquent usage du calomel dans le traitement des endémies coloniales, et surtout des affections bilieuses ; on leur a même reproché d'en généraliser trop l'emploi. Mais il ne faut pas oublier que l'élément bilieux a la plus grande prépondérance dans la pathologie de ces contrées, et que c'est surtout contre cet élément morbide que le calomel agit avec le plus d'efficacité.

L'apparition de la stomatite mercurielle est regardée par les médecins anglais comme une circonstance favorable ; il est évident qu'elle ne doit jamais dépasser certaines limites. Nous partageons complétement l'opinion de notre collègue et ami, M. le docteur Mahé, sur l'épuisement qui peut résulter d'une sécrétion exagérée de salive, alors que le malade a besoin de réagir contre une maladie aussi grave que la fièvre rémittente bilieuse [1].

L'état cachectique du plus grand nombre des sujets atteints de fièvre bilieuse hématurique, la température chaude et humide du Sénégal, telles sont les causes principales qui nous paraissent favoriser l'apparition si rapide de la stomatite consécutive à l'emploi du calomel. C'est un fait d'observation consigné par tous les médecins qui ont habité des régions tropicales, et qui

[1] Mahé (Henry), *Études sur les maladies endémiques au Sénégal et à la côte occidentale d'Afrique.* Thèse inaugurale. Montpellier, 1865.

se vérifie plus particulièrement au Sénégal. C'est sous cette double influence que l'on voit se produire parfois des stomatites assez graves, avec ptyalisme abondant ; on rencontre aussi certains sujets chez lesquels les doses minimes de calomel suffisent pour déterminer des accidents assez sérieux du côté de la muqueuse buccale ; mais ce sont des cas exceptionnels bien rares ; on se mettra en garde contre cette susceptibilité individuelle, en surveillant toujours, avec la plus grande attention, l'état des gencives, en suspendant l'administration du médicament, dès qu'on verra apparaître les signes confirmatifs de la stomatite.

Du reste, nous avons toujours pu enrayer, avec facilité, le ptyalisme et limiter l'extension de la stomatite, en faisant usage de chlorate de potasse en potion, en gargarisme et en topique, concurremment avec les collutoires acidulés avec le suc de citron pur ou avec l'acide hydrochlorique.

Ce qui nous a conduit à adopter ce mode de traitement, c'est la coïncidence si frappante du changement de coloration des urines avec l'apparition de la stomatite. En même temps la fièvre tombe, les rémissions se prolongent et se régularisent, la durée des paroxysmes suivants est notablement abrégée, l'ictère pâlit.

La maladie est, pour nous, jugée dès ce moment, et il est rare que la guérison ne vienne pas confirmer prochainement ce présage favorable, dont les signes probants de l'absorption du calomel ont été les premiers et sûrs indices.

Dès que la convalescence est bien établie, on a recours aux toniques amers et reconstituants, tels que les préparations de quinquina, de gentiane, et les préparations ferrugineuses.

Le fer a besoin d'être continué longtemps, en raison de l'anémie qui accompagne la cachexie paludéenne préexistante, selon les sujets, et qui se trouve encore plus prononcée après l'atteinte de la maladie.

Les fonctions digestives restent longtemps paresseuses, et comme frappées d'atonie ; aussi le régime devra-t-il être choisi avec soin et dirigé, par le médecin, selon les ressources des localités.

J'ai dit que plusieurs collègues qui avaient été à même de contrôler, à Gorée, les résultats de ce traitement l'avaient adopté lorsque, étant détachés dans les différents postes du

Diander ou de la Casamance, ils avaient eu à traiter de nouveaux cas de fièvre bilieuse hématurique.

MM. O'Neil, Serez, l'Helgouach, à M'bid'jem et à Pout, Barnier, à Dakar, Roux et Léonard, à Sedhiou, m'ont adressé, à ce sujet, plusieurs communications où ils proclament l'efficacité du calomel donné à doses fractionnées.

« C'est un remède vraiment héroïque dans la fièvre bilieuse hématurique, écrit M. Léonard, dans son premier rapport trimestriel de l'année 1864; mais il est fâcheux que son administration entraîne une stomatite parfois longue à guérir. »

Pour nous, au contraire, c'est le criterium le plus sûr de l'action du médicament, et, en traitant la stomatite par les moyens que nous avons indiqués, il sera toujours facile d'en atténuer l'inconvénient.

D'autres méthodes de traitement ont été préconisées au Sénégal ; nous allons rapidement en apprécier les éléments et les résultats.

Si quelques médecins, dans le but de favoriser l'évacuation de la bile, se sont prononcés pour l'emploi presque exclusif des purgatifs, dont l'action stimulante provoque une dérivation salutaire sur la muqueuse intestinale, d'autres préfèrent insister sur l'administration des vomitifs et des éméto-cathartiques.

Nous sommes loin de nier les bons effets que l'on obtient, dans certaines circonstances, de l'emploi des purgatifs : nous y avons recours toutes les fois qu'il existe de la constipation ; mais nous préférons alors les drastiques aux purgatifs salins, dont l'action est moins durable, et ne détermine qu'une hypersécrétion intestinale passagère.

Les vomitifs, répétés plusieurs fois, provoquent une abondante évacuation de bile, les vomissements s'éloignent, et finissent par cesser complétement; s'il en était toujours ainsi, cette méthode serait, à tous égards, préférable, mais nous l'avons expérimentée assez souvent pour en constater les insuccès, et nous croyons, au contraire, qu'elle offre plus d'inconvénients que d'avantages.

Vomitus vomitu curatur, a dit Hippocrate; tel est l'adage aphoristique que l'on a cru pouvoir appliquer au traitement des vomissements opiniâtres de la fièvre bilieuse hématurique.

Si, comme nous le reconnaissons, cette méthode trouve son indication dans certains cas de névroses de l'estomac, elle ne m'a pas semblé aussi efficace contre les vomissements symptomatiques qui nous occupent, car le résultat n'a pas toujours répondu à l'attente de ceux qui l'ont préconisée, sous l'empire d'idées théoriques trop rarement confirmées par l'expérience des faits.

J'ai vu le plus souvent, en effet, l'usage réitéré des vomitifs augmenter les contractions spasmodiques de l'estomac, et les vomissements devenir incoercibles; mais le danger le plus sérieux de cette pratique gît dans la prostration plus ou moins profonde qui suit toujours l'action dynamique du tartre stibié.

Leur effet hyposthénisant est ici d'autant plus à craindre que la fièvre bilieuse hématurique, par sa nature spéciale, est une maladie caractérisée par la dépression rapide des forces vitales.

Les vomitifs, ainsi administrés, n'agissent pas seulement comme évacuants, mais comme perturbateurs dynamiques; or, nous voyons une contre-indication formelle à ce mode d'administration, lorsque les phénomènes asthéniques ou ataxo-adynamiques viennent compliquer l'expression symptomatique habituelle de la maladie.

C'est au même titre que nous proscrivons les émissions sanguines, et nous n'avons jamais cru devoir donner l'ipéca à dose vomitive plus de deux fois dans le cours du traitement, et rarement dans la même journée.

La révulsion énergique produite par l'application d'un large vésicatoire sur la région gastro-hépatique, l'emploi de la morphine par la méthode endermique, réussissent plus constamment à calmer les vomissements ainsi que les phénomènes de gastralgie et d'hépatalgie qui les accompagnent très-fréquemment, et qui ne nous ont jamais offert le caractère des douleurs déterminées par une phlegmasie locale de l'estomac ou du foie, comme le prouve l'examen cadavérique.

Les lésions anatomiques de la fièvre bilieuse hématurique ne peuvent être rattachées à un état inflammatoire; le fond de la maladie est essentiellement asthénique, et la phénoménisation caractéristique de la troisième période nous en paraît la preuve la plus convaincante.

Nous rappelons que la convalescence doit être particulièrement surveillée, autant pour le choix du régime alimentaire que pour l'administration persévérante des préparations toniques et ferrugineuses.

Si, malgré tous ces soins, la convalescence se prolonge et s'éternise ; si, par l'ébranlement profond que cette affection a imprimée à la constitution du malade, on appréhende qu'il ne puisse se rétablir complétement en prolongeant davantage son séjour dans la colonie, il faut alors le soustraire à l'influence débilitante du climat, en le renvoyant en France avant qu'il ne soit pas trop affaibli pour supporter les fatigues de la mer.

Le retour dans les climats tempérés est alors une ressource puissante dont nous avons pu apprécier la bienfaisante action sur des convaléscents de fièvre bilieuse hématurique récidivée, profondément anémiés, et qui, après une courte traversée, se trouvaient dans les meilleures conditions de rétablissement, au moment de leur arrivée en France.

CONCLUSIONS

Nous formulons, sous forme de propositions générales, les conclusions, qui résument les chapitres principaux de cette étude nosographique.

1° La fièvre bilieuse hématurique est une maladie qui se distingue des autres endémies des pays chauds par des symptômes particuliers et par des altérations anatomiques qui lui sont propres.

2° Elle se produit dans toutes les localités palustres du Sénégal. Les variétés de formes qu'elle peut revêtir dépendent des influences hydro-telluriques locales ; la gravité de la maladie est en rapport avec l'intensité toxique plus énergique du miasme paludéen.

3° Son origine paludéenne est péremptoirement démontrée par l'état anatomique de la rate, bien que les localisations morbides de ce viscère soient moins accusées au Sénégal que dans les localités marécageuses des régions tempérées.

Le type de la pyrexie, les conditions topographiques des milieux où elle prend naissance, viennent confirmer cette opinion. Elle ne s'observe, en outre, que sur les Européens résidant à terre ; l'immunité que confère le séjour à bord des navires est un argument de plus en faveur de son origine paludéenne.

4° Elle n'atteint que les Européens qui comptent déjà un séjour de plus d'une année dans la colonie, et qui ont subi les effets de l'intoxication paludéenne.

5° L'hématurie est due à une hémorrhagie passive des reins, coïncidant avec une hypérémie congestive générale ou locale de ces organes, qui présente parfois, dans les cas les plus graves, des caractères d'un véritable état apoplectique.

6° L'ictère, quoique commun à plusieurs autres affections bilieuses, quant à ses caractères objectifs, s'accompagne d'une hypérémie générale du foie, sans altération des granulations hépatiques, et d'une concentration très-prononcée de la bile.

La vésicule biliaire est dans un état constant de réplétion.

7° L'altération du sang résultant de l'infection palustre, et l'altération de la bile, quelle qu'en soit l'origine, représentent un double élément pathogénique pernicieux, réuni dans le mélange de ces deux fluides, et dont l'action sur l'organisme se traduit par les symptômes caractéristiques d'un véritable empoisonnement miasmatique.

8° Le traitement doit être basé sur l'interprétation de l'élément symptomatique principal, l'hypersécrétion biliaire, et de l'élément étiologique primordial, le miasme paludéen, en tenant compte de la double influence pathogénique qui résulte du mélange du sang et de la bile altérée dans l'appareil circulatoire.

(Extrait des *Archives de médecine navale*, n⁰ˢ de juillet, août, septembre, octobre et novembre.)

FIN

TABLE DES MATIÈRES

FIN DE LA TABLE DES MATIÈRES.

PARIS. — IMP. SIMON RAÇON, ET COMP., RUE D'ERFURTH, 1.

BIBLIOTHÈQUE DU MÉDECIN DE LA MARINE

PUBLIÉE PAR J. B. BAILLIÈRE ET FILS

Traité de la contagion pour servir à l'histoire des maladies contagieuses et des épidémies, par CHARLES ANGLADA, professeur à la Faculté de médecine de Montpellier. 1853. 2 vol. in-8. . . . . 12 fr.

Traité de géographie et de statistique médicales, et des maladies endémiques, comprenant la météorologie et la géologie médicales, les lois statistiques de la population et de la mortalité, la distribution géographique des maladies, et la pathologie comparée des races humaines, par le docteur J. CH. M. BOUDIN, médecin en chef de l'hôpital militaire Saint-Martin. 1857. 2 vol. gr. in-8, avec 9 cartes et tableaux. . . . . 20 fr.

Traité pratique des maladies du foie, par FRERICHS, professeur de clinique médicale à l'Université de Berlin, traduit de l'allemand par les docteurs DUMESNIL et PELLAGOT, édition revue par l'auteur. 1862. 1 vol. in-8 de XVI-774 pages avec 80 figures intercalées dans le texte. . . . . 11 fr.

Le Mexique et l'Amérique tropicale, climats, hygiène et maladies, par D. JOURDANET, docteur en médecine des Facultés de Paris et de Mexico. 1864. 1 vol. in-18 jésus de 460 pages avec une carte du Mexique . . . . 4 fr.

Traité de Chirurgie d'armée, par L. LEGOUEST, médecin principal de l'armée, professeur de clinique chirurgicale à l'École impériale d'application de la médecine et de la pharmacie militaires (Val-de-Grâce). 1863. 1 fort vol. in-8 de 1000 p. avec 128 figures . . . . 12 fr.

Relation de la fièvre jaune, survenue à Saint-Nazaire en 1861, lue à l'Académie de médecine en avril 1863, suivie d'une réponse aux discours prononcés dans le cours de la discussion et de la loi anglaise sur les quarantaines, par F. MÉLIER, inspecteur général des services sanitaires. Paris, 1863. In-4 de 276 pages avec 5 cartes. 10 fr.

Études sur l'établissement de Karikal (côte de Coromandel); topographie, climat, population, maladies, mortalité, hygiène, par M. le docteur L. GODINEAU, chirurgien de deuxième classe de la marine. Paris, 1858, gr. in-8, avec 5 cartes. 3 fr. 50

Essai sur les maladies des Européens dans les pays chauds, et les moyens d'en prévenir les suites, par Jacques LIND, traduit de l'anglais par Thion de la Chaume. Paris, 1785. 2 vol. in-12. . . . . 6 fr.

Essai sur la climatologie de Montevideo et de la république orientale de l'Uruguay, par L. J. SAUREL, chirurgien de la marine. Montpellier, 1851. In-8 de 164 pages. . . . . 2 fr 50

Essai sur la topographie médicale de la côte occidentale d'Afrique, et particulièrement sur celle de la colonie de Sierra-Leone, par le docteur STORMONT. Paris, 1822. In-4. . . . . 50 c.

Clinique médicale de l'Hôtel-Dieu de Paris, par A. TROUSSEAU, professeur de clinique interne à la Faculté de médecine de Paris, Médecin de l'Hôtel-Dieu, Membre de l'Académie impériale de médecine. Deuxième édition, revue et augmentée. 3 vol. in-8, de chacun 800 pages. . . . . 30 fr.

Cette seconde édition a reçu des augmentations considérables. Les sujets principaux que j'ai ajoutés à cette édition sont les névralgies, la paralysie glosso-laryngée, l'aphasie, la rage, la cirrhose, l'ictère grave, le rhumatisme noueux, le rhumatisme cérébral, la chlorose, l'infection purulente, la phlébite utérine, la phlegmatia alba dolens, les phlegmons iliaques, les phlegmons périnéphriques, l'hématocèle rétro-utérine, l'ozène, etc., etc. (*Extrait de la Préface de l'auteur*).

Formulaire raisonné des médicaments nouveaux et des médications nouvelles, suivi de notions sur l'aérothérapie, l'électrothérapie, la kinésithérapie et l'hydrologie médicale, par O. REVEIL, professeur agrégé de la Faculté de médecine et de l'École de pharmacie, pharmacien de l'hôpital des Enfants malades. 2e édition, revue et corrigée. 1 vol. in-18 jésus de XII-696 pages, avec figures dans le texte. Prix. . . . . 6 fr.

Dictionnaire de Médecine, de Chirurgie, de Pharmacie, des Sciences accessoires et de l'art vétérinaire, d'après le plan suivi par NYSTEN, douzième édition, entièrement refondue, par E. LITTRÉ, Membre de l'Institut de France et de l'Académie impériale de médecine, et CH. ROBIN, professeur à la Faculté de médecine de Paris. Ouvrage contenant la synonymie latine, grecque, allemande, anglaise, italienne et espagnole, et le glossaire de ces différentes langues. Illustré de plus de 550 figures intercalées dans le texte. Paris, 1865, gr. in-8 d'environ 1700 pages. Prix. . . . . 18 fr.

BIBLIOTHÈQUE DU MÉDECIN DE LA MARINE

PUBLIÉE PAR J. B. BAILLIÈRE ET FILS

Du Typhus épidémique, et histoire médicale des épidémies de typhus observées au bagne de Toulon en 1855 et 1856, par A. M. BARRALLIER, professeur de pathologie médicale à l'École de médecine navale du port de Toulon, second médecin en chef de la marine. 1861. In-8 de 350 pages. . . . . 5 fr.

Traité des maladies des Européens dans les pays chauds (régions tropicales), climatologie, maladies endémiques, par le docteur A. F. DUTROULAU, premier médecin en chef de la marine. 1861. In-8, 608 pages. . . . . 8 fr

Traité d'Hygiène navale, ou de l'Influence des Conditions physiques et morales dans lesquelles l'homme de mer est appelé à vivre, et des moyens de conserver sa santé, par J. B. FONSSAGRIVES, professeur à l'École de médecine navale de Brest. Paris, 1856. In-8 de 800 pages avec 57 fig. . . . . 10 fr.

Hygiène alimentaire des malades, des convalescents et des valétudinaires, ou du Régime envisagé comme moyen thérapeutique, par J. B. FONSSAGRIVES, médecin en chef de la marine, professeur à l'École de médecine de Brest, etc. 1861, 1 vol. in-8 de 660 pages. . . . . 8 fr.

Histoire médicale de la marine française, pendant les expéditions de Chine et de Cochinchine (de 1859 à 1862), par le docteur F. LAURE, médecin en chef des deux expéditions, médecin principal de la marine. 1864. In-8 de XVI-152 pages. . . 3 fr.

Guide pratique de l'accoucheur et de la sage-femme, par le docteur LUCIEN PENARD, chirurgien principal de la marine, professeur d'accouchements à l'École de médecine de Rochefort. 1861. XXIV-504 pages avec 87 fig. . . . . 3 fr. 50

Recherches sur les causes de la colique sèche, observée sur les navires de guerre français, particulièrement dans les régions équatoriales, et sur les moyens d'en prévenir le développement, par M. A. LEFÈVRE, directeur du service de santé de la marine à Brest. 1859. In-8 de 312 pages. . . . . 4 fr. 50

De l'emploi des cuisines et appareils distillatoires dans la marine. Nécessité d'établir une surveillance hygiénique sur la construction et sur le fonctionnement de ces appareils. Essai d'un filtre au charbon animal en grains, destiné à purifier l'eau de mer distillée et à lui enlever les composés plombiques ou cuivriques qu'elle peut accidentellement entraîner, par M. A. LEFÈVRE, directeur du service de santé de la marine au port de Brest. 1862. In-8 de 53 pages avec figures. . . . . . . 1 fr. 50

Mémoire sur la Chromhidrose ou chromocrinie cutanée, par le docteur LE ROY DE MÉRICOURT, professeur à l'École de médecine navale de Brest, suivi de l'Étude microscopique et chimique de la substance colorante de la chromhidrose, par Ch. ROBIN, professeur à la faculté de médecine, et d'une note sur le même sujet, par le docteur ORDONEZ. 1864. In-8. 179 pages. . . . . 5 fr.

Histoire médicale de la flotte française dans la mer Noire pendant la guerre, par le docteur A. MARROIN, médecin en chef de cette flotte, deuxième médecin en chef de la marine impériale à Cherbourg. 1861. In-8 de XV-207 pages. . 3 fr. 50

De l'Ostéomyélite et des amputations secondaires à la suite des coups de feu, d'après des observations recueillies à l'hôpital de la marine de Saint-Mandrier (Toulon, 1859), sur des blessés de l'armée d'Italie, par le docteur JULES ROUX, directeur du service de santé de la marine à Toulon. 1860. In-4 de 115 pages avec 6 planches. . . . . 5 fr.

Traité de chirurgie navale, par le docteur L. SAUREL, ex-chirurgien de la marine, professeur agrégé à la faculté de médecine de Montpellier, suivi d'un Résumé de leçons sur le **service chirurgal de la flotte,** par le docteur J. ROCHARD, chirurgien en chef de la marine, 1861. In-8 de 600 pages avec figures intercalées dans le texte 8 fr

Atlas général d'anatomie descriptive, etc., et de Médecine opératoire, avec considérations relatives à la pathologie interne et à la pathologie externe, par Marcellin DUVAL, directeur du service de santé de la marine. Texte, premier fascicule, in-8 de 64 pages. Deuxième fascicule, de l'hémostasie et spécialement des ligatures d'artères, in-8 de 320 pages. Planches. 1re partie. In-4 de 18 planches avec texte explicatif; figures noires. . . . . 24 fr.

LE MÊME, figures coloriées. . . . . 44 fr

Expédition franco par le retour du Courrier contre envoi d'un mandat

sur la poste

NOUVEAU DICTIONNAIRE
DE MÉDECINE ET DE CHIRURGIE
PRATIQUES

ILLUSTRÉ DE FIGURES INTERCALÉES DANS LE TEXTE

RÉDIGÉ PAR

BERNUTZ, médecin de l'hôpital de la Pitié.

BŒCKEL, professeur agrégé à la Faculté de médecine de Strasbourg.

BUIGNET, professeur à l'École supérieure de pharmacie de Paris.

CUSCO, chirurgien de l'hôpital Lariboisière.

DEMARQUAY, chirurgien de la maison municipale de santé.

DÉNUCÉ, professeur de clinique chirurgicale à l'École de médecine de Bordeaux.

DESNOS, médecin des hôpitaux de Paris.

DESORMEAUX, chirurgien de l'hôpital Necker.

DEVILLIERS, membre de l'Académie de médecine.

FOURNIER (Alfred), professeur agrégé à la Faculté de médecine de Paris, médecin des hôpitaux de Paris.

GINTRAC (H.), professeur de clinique médicale à l'École de médecine de Bordeaux.

GOSSELIN, professeur de pathologie chirurgicale à la Faculté de médecine de Paris, chirurgien de l'hôpital de la Pitié.

GUÉRIN (Alphonse), chirurgien de l'hôpital Saint-Louis.

HARDY (A.), professeur agrégé à la Faculté de médecine de Paris, médecin de l'hôpital Saint-Louis.

HIRTZ, professeur de clinique médicale à la Faculté de médecine de Strasbourg.

JACCOUD, professeur agrégé à la Faculté de médecine de Paris, médecin des Hôpitaux.

KŒBERLÉ, professeur agrégé à la Faculté de médecine de Strasbourg.

LAUGIER (S.), professeur de clinique chirurgicale à la Faculté de médecine de Paris, chirurgien de l'Hôtel-Dieu.

LIEBREICH, professeur d'Ophthalmologie.

LORAIN (P.), professeur agrégé à la Faculté de médecine de Paris, médecin de l'hôpital Saint-Antoine.

NÉLATON (A.), professeur de clinique chirurgicale à la Faculté de médecine de Paris, chirurgien de l'Hôpital des Cliniques.

ORÉ, professeur de physiologie à l'École de médecine de Bordeaux, chirurgien de l'hôpital Saint-André de la même ville.

PANAS, professeur agrégé de la Faculté de médecine de Paris, chirurgien de l'hôpital de Lourcine.

PÉAN, chirurgien des hôpitaux de Paris.

RACLE (V. A.), professeur agrégé à la Faculté de médecine de Paris, médecin de l'hôpital des Enfants malades.

RAYNAUD (Maurice), médecin des hôpitaux de Paris.

RICHET, professeur agrégé à la Faculté de médecine de Paris, chirurgien de l'hôpital de la Pitié.

RICORD, ex-chirurgien de l'hôpital du Midi.

ROCHARD (Jules), de Lorient, premier chirurgien en chef de la marine au port de Lorient.

ROUSSIN, pharmacien major de première classe, professeur agrégé de l'École de médecine et de pharmacie militaires (Val-de-Grâce).

SAINT-GERMAIN (L. A.), chirurgien des hôpitaux de Paris.

SARAZIN (Ch.), professeur agrégé à la Faculté de médecine de Strasbourg.

SÉE (Germain), médecin de l'hôpital Beaujon.

SIMON (Jules), médecin des hôpitaux de Paris.

SIREDEY, médecin des hôpitaux de Paris.

STOLTZ, professeur d'accouchements à la Faculté de médecine de Strasbourg.

TARDIEU (Amb.), doyen et professeur de médecine légale à la Faculté de médecine de Paris, médecin de l'hôpital Lariboisière.

TARNIER (S.), professeur agrégé à la Faculté de médecine de Paris.

TROUSSEAU, professeur de clinique médicale à la Faculté de médecine de Paris, médecin de l'Hôtel-Dieu.

VOISIN (Aug.), médecin de l'hospice de Bicêtre.

Rien ne prouve mieux l'utilité des Dictionnaires de médecine que la faveur avec laquelle le public médical a accueilli plusieurs ouvrages de ce genre depuis le commencement du siècle.

L'époque actuelle de la littérature médicale se caractérise par une grande abondance de traités spéciaux et de monographies publiés en France et à l'étranger, disséminés et par conséquent imparfaitement connus et appréciés. On sentait depuis quelques années la nécessité de rassembler et de coordonner ces travaux épars, de présenter un état complet de la médecine et de la chirurgie contemporaines, de mettre en circulation les nombreuses et récentes acquisitions de la science, et de préparer l'avenir en résumant, en fixant le passé et en marquant le point de départ des travaux à entreprendre.

Mais une œuvre de ce genre réclamait la coopération d'une association de médecins et de chirurgiens, dont le nombre fût assez considérable pour que chacun pût n'y traiter que des objets les plus habituels de ses recherches, assez restreint cependant pour que l'unité doctrinale nécessaire au moins dans chaque branche des sciences médicales pût être constamment maintenue. Comme garantie de l'autorité des auteurs qui ont bien voulu nous promettre leur concours, nous ferons remarquer qu'ils sont tous placés à la tête de la pratique dans les grands hôpitaux de Paris, de Strasbourg, de Bordeaux, etc., ou de l'enseignement dans les Facultés et les Écoles secondaires de médecine, et qu'ils représentent à la fois la médecine civile, militaire et navale. C'est de ces efforts réunis que doit sortir le *Nouveau Dictionnaire de Médecine et de Chirurgie pratiques*, que nous annonçons au monde médical et dont la qualification de *Nouveau* sera justifiée par les progrès qu'il réalisera. Il sera *Nouveau* par le nom du directeur, *Nouveau* par le nom des auteurs, *Nouveau* par le fonds et par la forme, *Nouveau* par les nombreuses figures qui seront intercalées dans le texte.

Son titre suffit à indiquer à la fois son but, son esprit et sa forme.

Son but. C'est de rendre service à tous les praticiens qui ne peuvent se livrer à de longues recherches faute de temps ou faute de livres, et qui ont besoin de trouver réunis et comme élaborés tous les faits qu'il leur importe de connaître bien ; c'est de leur offrir une grande quantité de matières sous un petit volume, et non pas seulement des définitions et des indications précises comme en présente le *Dictionnaire de Nysten, Littré* et *Robin*, mais une exposition, une description détaillée et proportionnée à la nature du sujet et à son rang légitime dans l'ensemble et la subordination des matières.

Son esprit. Le *Nouveau Dictionnaire* ne sera pas une compilation des travaux anciens et modernes : ce sera une analyse des travaux des maîtres français et étrangers, empreinte d'un esprit de critique éclairé et élevé ; ce sera souvent un livre neuf, par la publication de matériaux inédits qui, mis en œuvre par des hommes spéciaux, ajouteront une certaine originalité à la valeur encyclopédique de l'ouvrage ; enfin ce sera surtout un livre pratique. Les auteurs auront présent à l'esprit qu'ils écrivent pour des praticiens, non pas au point de vue d'une doctrine, d'un sys-

J. B. BAILLIÈRE et FILS, rue Hautefeuille, 19

tème, d'une école, mais en profitant de ce que l'observation de tous les temps et de tous les hommes a pu recueillir de véritablement utile et applicable : ce *Dictionnaire* ne sera pas grossi par d'interminables et stériles détails d'histoire naturelle, de botanique, de physique ou de chimie, ce sera moins un livre de théorie qu'un ouvrage de clinique : tout ce qui tient à la pratique de l'art, tout ce qui peut contribuer à rendre les opérations de la thérapeutique médicale et chirurgicale plus sûres et plus faciles, y deviendra l'objet des développements les plus étendus et y occupera la plus large place. Aucune des branches des connaissances médicales ne sera cependant négligée dans ce Dictionnaire, mais elles n'y seront utilisées que pour le diagnostic et le traitement des maladies. C'est dans cet esprit pratique qu'y seront présentées quelques notions indispensables d'anatomie, de physiologie et de pharmacologie.

Sa forme. Nous avons adopté, toutes les fois du moins que le sujet nous a paru l'exiger, le système des monographies, et nous avons exposé dans un seul chapitre, divisé en plusieurs articles, les diverses parties d'une même question, sans nous préoccuper autrement de l'ordre alphabétique. C'est ainsi que nous avons décrit au mot CŒUR, au mot ESTOMAC, au mot FOIE, toutes les maladies dont ces organes sont le siége ; c'est ainsi encore que nous avons rapporté au mot SENSIBILITÉ toutes les altérations morbides de cette fonction, et que nous avons réservé pour le mot FIÈVRE, non-seulement l'étude de la fièvre en général, mais aussi celle de diverses espèces de pyrexies. Dans ces articles d'ensemble, la partie pathologique est toujours précédée, s'il y a lieu, d'une introduction portant sur l'anatomie et la physiologie de l'organe, ou de l'appareil étudié. Ce qui constituera une innovation importante, ce sera l'addition de figures dessinées et gravées sur bois et intercalées dans le texte : premier exemple de l'iconographie appliquée à un répertoire encyclopédique des connaissances médicales. L'utilité des représentations figurées dans l'étude des sciences est trop évidente pour que nous nous arrêtions à la démontrer : la description la plus complète d'un objet ne saurait valoir le commentaire lumineux de son image, et l'instantanéité des représentations figurées simplifie, facilite l'exposition, qu'il s'agisse de médecine opératoire, d'anatomie chirurgicale, d'anatomie pathologique, d'appareils, d'instruments, de physiologie, etc. L'absence de figures constituerait une lacune véritable, et leur addition sera, croyons-nous, un élément indispensable du succès. Cette partie du Dictionnaire sera exécutée avec le même caractère d'ensemble que le texte, de manière que la description et la représentation s'appuient et se complètent ; ce ne sera pas un ornement accessoire et secondaire : ce sera un élément principal.

Beaucoup de figures seront dessinées pour le Dictionnaire, sans que, grâce aux procédés rapides de la gravure sur bois, la marche régulière de la publication puisse être entravée ; beaucoup seront par conséquent inédites et nouvelles, d'autres seront empruntées aux meilleures sources.

Envoi FRANCO, par la poste, contre un Mandat.

CONDITIONS DE LA SOUSCRIPTION

Le *Nouveau Dictionnaire de médecine et de chirurgie pratiques*, illustré de figures intercalées dans le texte, se composera de 12 à 15 volumes grand in-8 cavalier de 800 pages.

Prix de chaque volume de 800 pages, avec figures intercalées dans le texte. . .   10 fr.

Toutes les mesures sont prises pour que la publication se fasse désormais par volume complet : les tomes I à V sont en vente, et les volumes suivants se succèderont sans interruption de trois mois en trois mois.

On souscrit chez J. B. BAILLIÈRE et FILS, libraires de l'Académie impériale de médecine, rue Hautefeuille, 19, à Paris, et chez tous les libraires de la France et de l'étranger.

Envoi franco par la poste contre un mandat

PRINCIPAUX ARTICLES

TOME PREMIER

BERNUTZ, Abdomen.
BERT, Absorption.
DENUCÉ, Abdomen.
FOURNIER (ALFR.), Adhérence, Alcoolisme.
GOSSELIN, Agglutinatifs.
HARDY, Acné, Aloès, Alopécie.
HIRTZ, Absorbants, Acides, Acidules, Aconit, Aconitine, Alcalins, Alcool, Altérants.
JACCOUD, INTRODUCTION, Achores, Adénite. Agonie, Albuminurie.
LAUGIER, Abcès.

LIEBREICH, Accommodation, Amaurose, Amblyopie.
LORAIN, Accouchement (médecine légale), Ages, Allaitement.
ORÉ, Aliment, Alimentation.
RAYNAUD (MAURICE), Albinie, Albinisme.
FOCHARD (JULES), Acclimatement, Air marin.
SARAZIN, Ambulances.
STOLTZ, Accouchement.
TARDIEU, Air.

TOME DEUXIÈME

BŒCKEL, Anatomie pathologique et Anatomie médico-chirurgicale.
BERNUTZ, Aménorrhée.
DENUCÉ, Ankylose.
DESNOS, Angines.
GIRALDÈS, Anesthésiques.
GOSSELIN, GIRALDÈS ET LAUGIER, Anus.

A. GUÉRIN, Amputation, Anthrax.
HIRTZ, Antimoine.
JACCOUD, Amyloïde (Dégénérescence), Angine de poitrine.
LORAIN, Anémie.
LUTON, Aorte.
RICHET, Anévrysmes.

TOME TROISIÈME

BERNUTZ, Artériel (Canal).
BERT, Asphyxie.
DENUCÉ, Atloïdienne (Région).
GINTRAC, Ascite.
LIEBREICH, Asthénopie, Astigmatisme.
MARTINEAU, Aphthes.
NÉLATON, Artères.
PANAS, Articulations.

RAYNAUD (MAURICE), Artères.
RICORD, Aphrodisiaques.
SARAZIN, Appareil.
SÉE (GERMAIN), Asthme.
TARDIEU, Asphyxie.
TROUSSEAU, Ataxie locomotrice progressive.
VOISIN (A) Aphasie.

TOME QUATRIÈME

BAILLY, Bassin.
BŒCKEL, Axillaire (Vaisseaux).
BUIGNET, Atropine, Azote.
DEMARQUAY, Avant-bras, Bec-de-lièvre.
DEVILLIERS, Bassin, Biberon.
FOURNIER, Balanite.
GUÉRIN, Autoplastie.

HIRTZ, Belladone.
LUTON, Auscultation.
ORÉ, Bains, Bégaiement.
RAYNAUD, Azygos.
ROCHARD, Beribéri.
SARAZIN, Atrophie, Bandages.
SIMON, Atrophie musculaire progressive.

Le TOME V contiendra des articles de MM. DESORMEAUX, JACCOUD, GINTRAC, BARRALLIER, GOSSELIN, FOURNIER, LERNET, LAUGIER, MARTINEAU, HARDY, ROUSSIN, KŒBERLÉ, TARDIEU.